消化器内視鏡下手術シリーズ〜標準的手技を学ぶ
監修 ■ 木村　泰三

腹腔鏡下胆嚢摘出術・総胆管結石手術

■著者■
徳村　弘実（東北労災病院外科）

へるす出版

監修の言葉

　このたび「消化器内視鏡下手術シリーズ～標準的手技を学ぶ」（8巻）が上梓されることとなった。

　すでに多くの報告が示すように，内視鏡下手術は，体壁の損傷を少なくすることにより，美容的であるのみならず，手術侵襲を小さくすることに成功した．その結果，早期離床・早期経口摂取・早期呼吸機能改善などが可能となり，入院期間短縮・早期職場復帰などの利点が得られた．しかし一方で，内視鏡下手術は，2次元モニター下に手指を直接使うことなく手術器具のみで手術を行うという，きわめて特殊な手技である．また，対象臓器を見る方向が開腹とは異なるので，開腹手術とは異なった手順が必要な場合も多い．すなわち，手術名が開腹と同じ手術であっても，内視鏡下では開腹とは違った手技が必要となる．

　内視鏡下手術が始まった当初は，このことをよく理解せず内視鏡下手術を始めてしまう者もおり，不幸な結果をもたらすこともあった．手術を内視鏡下に安全に行うためには，開腹で行う標準手技とは別に，内視鏡下での標準手技を学ぶ必要がある．本シリーズの目的は，手術を内視鏡下に行う場合の標準手技をわかりやすく述べることである．すなわち，第1巻で基本手術手技を解説し，第2巻～第8巻にかけて代表的な内視鏡下手術である7つの術式，すなわち，胆嚢摘出術と総胆管結石手術，幽門側胃切除術，アカラシアと逆流性食道炎手術，脾臓摘出術，左結腸切除術，右結腸切除術，食道癌手術の標準手技を解説する．上記の内視鏡下手術は，すでに本邦において多数例の積み上げがあり，内視鏡下の標準手技がほぼ確立されたといえるものである．また，執筆者はそれぞれの内視鏡下手術が本邦で始まった当初から活躍され，手技の標準化とその教育に心血を注がれてきた先生方である．

　本シリーズは，いうまでもなく現時点において最高の内視鏡下手術書である．内視鏡下手術の初心者から日本内視鏡外科学会技術認定の取得をめざす者まで，必読の書である．また，本書の発刊は安全な内視鏡下外科手術の普及に大いに貢献するものと信じてやまない．

2007年12月

富士宮市立病院院長
日本内視鏡外科学会技術認定制度委員長
木村　泰三

序　文

　腹腔鏡下胆嚢摘出術が始められ，20年以上が経過した。本手術は整容性，低侵襲性などの利点から瞬く間に普及し，胆嚢結石症の第一選択治療として定着した。しかし，胆管損傷などの合併症が決して少なくないことや，開腹移行の扱いなど外科医を悩ます問題点もいまだに内包している。腹腔鏡下胆嚢摘出術の基本手技をマスターすることは，手術の安全性を高め，これらの問題点を最小限にすることにつながる。

　一方，総胆管結石症に対する腹腔鏡下手術は，腹腔鏡下胆嚢摘出術が導入された直後から施行されたが，その手術の煩雑さと難しさなどから一般臨床にいまだ定着したとは言い難いが，確実に広がりつつある。

　本書では，両手術を，日常的に安全・確実に行わなければならない標準手技という観点，そして内視鏡外科技術認定受審という立場に立って，その適応，術前準備，インフォームド・コンセント，手技の実際，トラブルとその対処法，術後合併症とその対策について，できるだけ実地に即してわかりやすく解説した。

2007年12月

東北労災病院外科
徳村　弘実

● 目 次 ●

I 術前準備　　1

1. 適　応 …………………………………………………… 2
1) 腹腔鏡下胆嚢摘出術　2
2) 腹腔鏡下総胆管結石手術　2

2. 術前管理 ………………………………………………… 4
1) 腹腔鏡下胆嚢摘出術　4
2) 腹腔鏡下総胆管結石手術　6

3. 手術器具 ………………………………………………… 8
1) 腹腔鏡下胆嚢摘出術　8
2) 腹腔鏡下総胆管結石手術　14

4. インフォームド・コンセント ………………………… 16
1) 腹腔鏡下胆嚢摘出術　16
2) 腹腔鏡下総胆管結石手術　18

II. 手術の実際　　19

1. 腹腔鏡下胆嚢摘出術 …………………………………… 20
1) 手術室の準備と体位　20
2) 腹腔鏡　20
3) トロッカー設置，術者の位置と手の動き　22
4) 胆嚢の癒着剥離　22
5) 胆嚢の解剖と展開　24
6) 胆嚢漿膜切離とCalot三角の剥離　32
7) 術中胆道造影　38
8) 胆嚢管クリッピングと切離　40

9）胆囊動脈の処理　　42
　　　10）胆囊床からの剥離　　48
　　　11）胆囊部分切除術（粘膜焼灼術, mucoclasis）について　　50
　　　12）胆囊の回収　　50
　　　13）洗浄ドレナージ　　50
　　　14）閉　創　　50

　2．腹腔鏡下総胆管結石手術 ……………………………………………… **52**
　　　1）経胆囊管法　　52
　　　2）胆管切開手技　　56
　　　　術野の展開 56／総胆管前面の露出 56／胆管切開 58／結石除去と胆道鏡 60／
　　　　胆管切開部の縫合 66／胆管ドレナージ 68／胆囊摘出 74

Ⅲ．トラブルシューテイング　　77

　1．腹腔鏡下胆囊摘出術 ……………………………………………………… **78**
　　　1）大網の癒着が強固で剥離が困難なとき　　78
　　　2）Calot三角の剥離が困難なとき　　78
　　　3）術中造影ができないとき　　78
　　　4）胆汁漏出　　79
　　　5）胆管損傷　　79
　　　6）胆囊管にクリップがかからないとき　　79

　2．腹腔鏡下総胆管結石手術 ……………………………………………… **80**
　　　1）胆管結石が取れないとき　　80
　　　2）縫合部からの胆汁漏出　　80
　　　3）Cチューブが入らないとき　　80
　　　4）Tチューブが入らないとき　　80

Ⅳ. 術後合併症と対策　　81

1. 胆汁漏出 ……………………………………………… 82
2. 胆管損傷 ……………………………………………… 82
3. 胆管切開縫合後の胆汁漏出 ………………………… 84
4. 胆管狭窄 ……………………………………………… 84
5. 肺合併症 ……………………………………………… 84
6. 腹腔内感染症 ………………………………………… 84
7. 肝機能障害，高アミラーゼ血症 …………………… 85
8. 遺残結石 ……………………………………………… 85
9. 退院後のフォローアップ …………………………… 85

I.

術前準備

Ⅰ．術前準備

1．適　応

1）腹腔鏡下胆囊摘出術（LC）

　基本的には，全身麻酔が可能な有症状胆囊結石症，10mm以上の大きさの胆囊ポリープ，有症状あるいは胆囊癌が否定できない胆囊腺筋腫症，急性（無石）胆囊炎，そして総胆管結石内視鏡的除去後の胆囊結石症が適応としてあげられる（**表1**）。無症状胆石では，多数結石例と胆管拡張例が適応を考慮されてよい。しかし，何より患者の希望が優先されることはいうまでもない。

　LCの技術が進んだ現在，その絶対的禁忌の症例はわずかとなった。しかし，適応例の中には，初めから開腹手術や他の内視鏡治療を選択すべき症例も一部存在する。たとえば，開腹手術既往歴については，上腹部手術既往例，とくに右結腸切除例や胃切除例で過去1年以内に手術を受けている場合は，初めから開腹胆囊摘出術を選択したほうがよい。トロッカーが挿入できても術野の確保ができないことが多く，仮に癒着剥離しても胆囊摘出にはさらなる困難が待ち受けているからである。肝硬変の合併は，コントロールできない腹水がなければ基本的には禁忌とはならない。しかし，出血や視野不良などで手術困難になることを想定しておかなければならない。急性胆囊炎は，発症早期例を除くと，急性期例であっても炎症消退例であっても，手術困難例が多く開腹移行が少なくない。急性胆囊炎に伴う禁忌としては，大きな肝膿瘍と汎発性腹膜炎合併例がある。なお，急性無石胆囊炎すなわち結石がない胆囊炎と診断されても，実際には小結石や胆砂が存在することが少なくない。

　胆囊ポリープが，術前診断で粘膜癌か固有筋層癌と考えられた場合，実際は漿膜下層以深の癌であることが多い。また，実際に胆囊癌にLCを行った場合，術中の胆囊損傷などによる腹腔内播種性再発やトロッカー部位再発の危険性がつきまとう。したがって，胆囊癌を強く疑ったときは，開腹胆囊摘出術を行うほうが安全であると考えられる。

　以上のことを鑑みると，上腹部手術既往，肝硬変，急性胆囊炎，総胆管結石などの手術困難な病態のうち，とくに2個以上の病態を併存しているときは，LCは相当に手術困難であると予想される。そのような場合は，初めから開腹胆囊摘出術を選択したほうが総合的に判断して妥当であろう。

2）腹腔鏡下総胆管結石手術（LCBDE）

　LCBDEは，開腹総胆管結石手術に比べ手術の低侵襲化をもたらす。また，内視鏡的乳頭切開術（EST）や内視鏡的乳頭拡張術（EPBD）による内視鏡治療と違い，十二指腸乳

表1. 腹腔鏡下胆嚢摘出術（LC）の適応

1	有症状胆嚢結石症
2	10mm以上の大きさの胆嚢ポリープ
3	有症状あるいは胆嚢癌が否定できない胆嚢腺筋腫症
4	急性（無石）胆嚢炎
5	総胆管結石内視鏡的除去後の胆嚢結石症
6	無症状胆石：多数結石例，胆管拡張例

表2. 腹腔鏡下総胆管結石手術（LCBDE）の適応

1	総胆管結石初回手術例
2	全身麻酔手術が高リスクでないもの
3	最近1年間の上腹部手術既往は除外
4	高度の黄疸，重症胆管炎は内科的に消退後に適応
5	胆嚢胆管瘻，Mirizzi症候群，肝内結石症は原則的に除外

頭機能を完全に温存できるため，内視鏡治療で引き起こされかねない結石再発や逆行性胆管炎を減少できる。したがってLCBDEは，とくに胆嚢総胆管結石症に対して第一に適応を考えるべき治療と考えられる。他方，本手術は手技の熟練と多数の機器整備が必要で，不用意に行うと遺残結石や胆管狭窄などの合併症を起こしかねないため，LCBDEの適応決定には慎重な姿勢も必要である。EST，EPBDと経皮経肝的胆道鏡下切石術（PTCSL）の3つの全身麻酔を必要としない内科的治療があることを忘れてはならない。

　超高齢者や重篤な併存疾患があるときは，基本的に内視鏡治療に委ねる。遺残再発結石のときも，内視鏡治療の適応を第一に考慮すべきである。また，内視鏡治療が困難でしかもLCBDEが難しい症例，Mirizzi症候群，胆嚢胆管瘻，肝内結石症や1年以内の上腹部手術既往例では開腹手術が選択されよう。

　LCBDEの適応は，原則的には総胆管結石初回手術例で，全身麻酔のリスクが大きくないものである（**表2**）。高齢者は，重大な併存疾患がなければ本手術のよい適応である。高度黄疸や重症胆管炎を併発しているときは，胆道ドレナージ処置を先行させ，炎症や黄疸が消退した後に，本手術の適応を考えるようにする。なお，既胆嚢摘出例でも胆管切開していなければ適応となり得る。しかしながら，急性胆嚢炎，肝硬変の合併や上腹部手術既往がある場合は，元来手術難度が高い本手術がさらに困難になることが予想される。このような場合，開腹手術か内視鏡治療を選択したほうが賢明なことが多い。

2．術前管理

1）腹腔鏡下胆嚢摘出術（LC）

　病歴と現症の把握は非常に重要である．開腹手術既往は詳細にチェックする．併存疾患の使用薬剤はよく調べる．とくに，抗凝固剤などは術前一定期間中止する必要がある．現病歴では最近の胆嚢炎症の有無と程度について聴取する．すなわち，胆石発作があったのか，それに発熱，白血球やCRPの上昇を伴っていたかを調べる．身体所見として，上腹部に圧痛や筋性防御があるか否かをみる．その他，血液生化学検査，出血凝固系検査，胸部X線写真，肺機能検査，心電図，必要により心エコーなどの心機能検査，動脈血ガス分析などの全身評価をすることは当然である．

　画像診断上は，腹部超音波検査（以下US），内視鏡的逆行性胆道膵管造影（ERCP），腹部造影CT，点滴静注胆道造影三次元CT画像（DIC-3D-CT），MRCPなどの胆道画像検査がある．この中から必要十分な検査を行い，結石の大きさ，数，嵌頓の有無を把握し，胆嚢の形態や炎症の程度を予想しておく．とくに検査侵襲の少ないDIC-3D-CTは，胆嚢管の合流形態，総胆管の走行や結石の有無そして副肝管の有無などが詳細に把握できる．LCに高い安全・確実性が求められる今日，大変有用な術前検査といえる（**図1**）．手術難易度を検討するには，さらにUSや造影CTから胆嚢の腫大あるいは萎縮，壁の肥厚や不整，周囲の炎症所見などを読み取る必要がある．以上の病歴，現症，血液検査そして画像所見から，手術難易度がかなり予測可能となる（**図2**）．

　急性胆嚢炎は，上腹部痛，37℃以上の発熱，白血球10,000/mm^3以上とUSによる胆嚢腫大の確認によって診断される．今，起きている急性期例はもちろんのこと，待機手術例においても最近1カ月以内にそのようなエピソードがあったかどうかもよく調べる必要がある．胆嚢炎のエピソードがあり，現在もDIC-3D-CTで胆嚢陰性であるときは，胆嚢炎症の残存による線維化の進行と癒着の増強によって，手術困難なことが多いことを予想しておかなければならない．

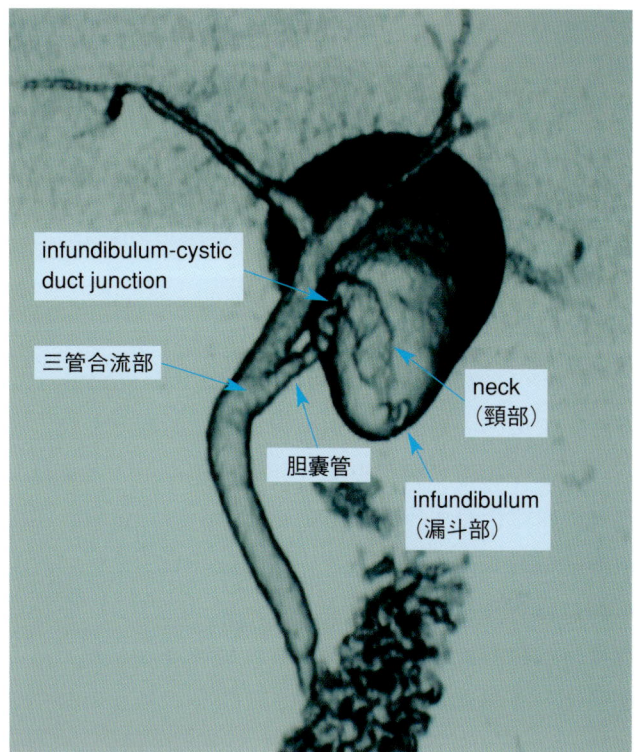

図1. DIC-3D-CT
背側からのsurface像

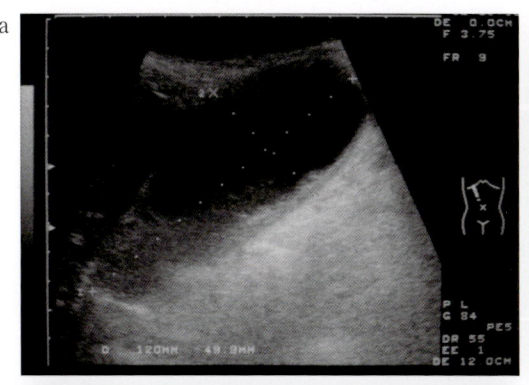
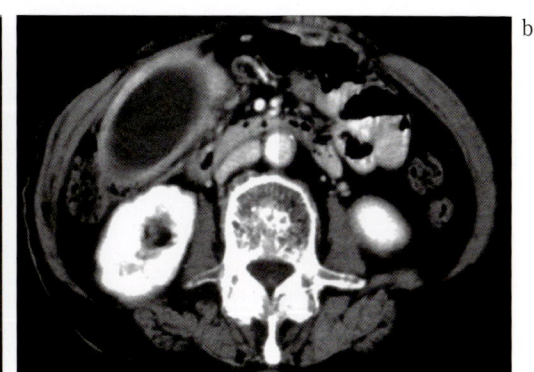
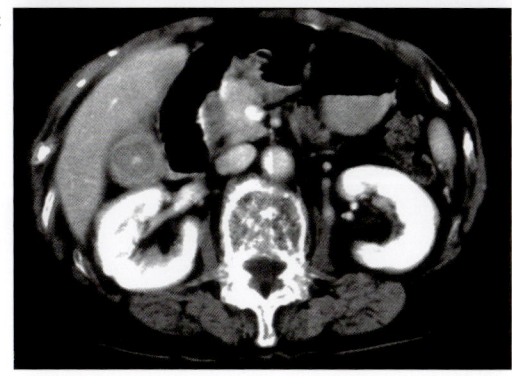

図2. 症例：82歳，女性
発症4週間後に待機手術，開腹移行となった。膿腫となった胆嚢が著明に腫大し，大網と強固に癒着していた
a：US：胆嚢壁の肥厚，sludgeがみられる
b：CT：胆嚢壁が肥厚し，周囲との境界が不鮮明となっている
c：CT：大結石が頸部に嵌頓している

急性胆嚢炎の治療方針としては，発作後3日（72時間）以内であれば全身状態を必要最小限の検査で把握し，できれば早期手術を行う（**図3**）。しかし，3日を超えて炎症が続いていると時間とともに手術は難しくなり，開腹移行の可能性は増大する。全身麻酔のリスクが大きく高度胆嚢炎が想定されるとき，あるいは発症後3日を超えて炎症が続いているときは，まず経皮経肝胆嚢ドレナージ（PTGBD）を行い，炎症の消退そして敗血症の防止に努める。その後，LCの適応を考える[1]。

2）腹腔鏡下総胆管結石手術（LCBDE）

前述したLCの術前管理と同様に行う。さらに，MRCPかDIC-3D-CTで総胆管結石の診断を確定する。ただし，1個の円形欠損像が胆管下端にあるときは，胆管癌との鑑別に注意する。総胆管結石の状態や胆道の解剖をより詳細に知りたいときはERCPを行う。肝内外胆管の形態，胆嚢管の開存性や走行状態をよく検討する。黄疸，胆管炎があり簡単に軽快しないときは，原則的に経鼻的胆道ドレナージ（ENBD）を行い，改善を図った後に手術に臨む。高度黄疸例には経皮経肝的胆道ドレナージ（PTBD）を行う。高度黄疸は，合流部結石か胆嚢胆管瘻への結石嵌頓が原因であることがほとんどであるため，手術ではなく経皮経肝ルートを利用した胆道鏡下切石で治療可能なことも少なくない。

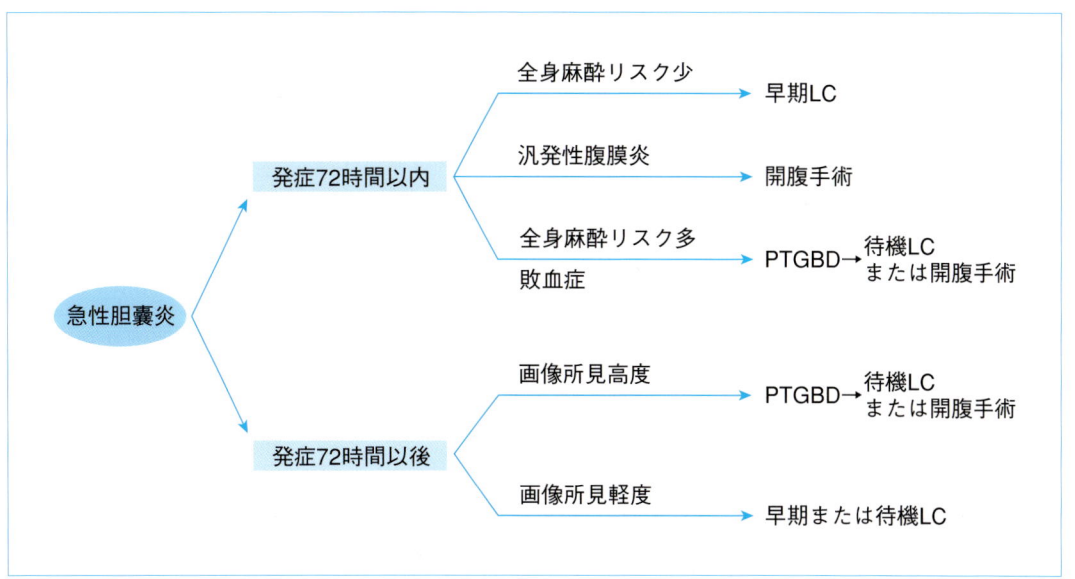

図3. 急性胆嚢炎の治療方針

3．手術器具

「弘法筆を選ばず」のたとえは，腹腔鏡下手術にはほとんど通用しない．器具の準備は怠りなくすべきである．

1) 腹腔鏡下胆嚢摘出術（LC）

手術器具の用途と特徴をよく理解しておく．いずれの器具も，どのトロッカーから入れ，どのような用途で使うかを，事前に決めておくことが大事である．以下，LCに使用する主な鉗子類を解説する．

●底部把持鉗子：胆嚢をしっかり把持できるが，穿破させないものがよい．エンドクリンチ（タイコ社），エンドグラスプ（エチコン社）やジャリット社，ストルツ社，オリンパス社などの比較的無傷なラチェット付きでブレードが長めの把持鉗子を用意する．しかし，胆嚢炎で壁が非常に硬く肥厚している場合は，より強く把持できるものがよい．強力把持鉗子（5 mm径，新興光器製作所）などが優れている．

●頸部把持鉗子：底部把持鉗子よりは把持力は弱くてよい．無傷性で開閉が容易であるべきである．底部把持鉗子と同じものでもよいが，少し小ぶりなほうが使いやすい．

●術者剝離鉗子：剝離鉗子としては，先細りの直線タイプと先がやや彎曲したメリーランド鉗子（図4）の2種類がある．ブレードの短いものと長いものの2種を用意したほうがよい．

●クリップ：12mm径，10mm径と5 mm径の3種類のクリップを準備する（図5）．12mmは胆嚢管が太いときには欠かすことができない．また最近，X線透過性の非吸収性クリップ，ヘモロッククリップ（Teleflex，MEDICAL社）も使われている．

●電気メス：先端形状が，フック型とスパチュラ型が主流である．用途に合わせて選ぶ．フック型は，細かな組織を拾い上げながら焼灼切離できる．先端の形状，太さなど多種あり，術者の好みや拾う組織の状態で選ばれる．スパチュラ型は，基本的には組織に押し当て焼灼切離するという使い方をする．また，その形状から鈍的剝離や組織を層で剝離しやすい利点がある．

I. 術前準備　9

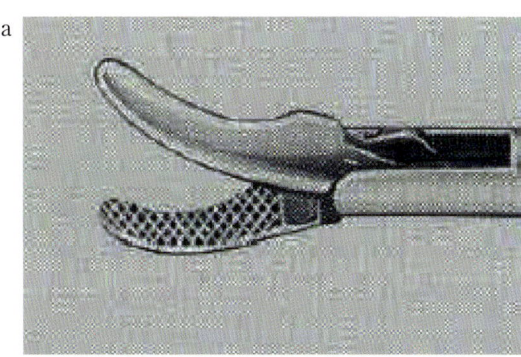
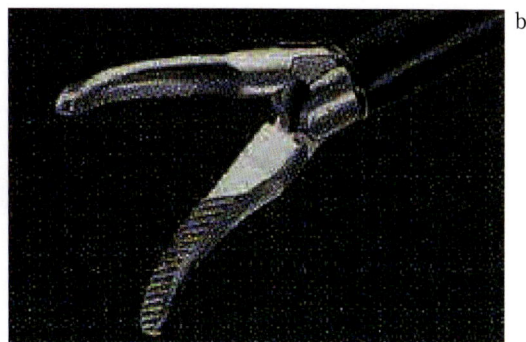
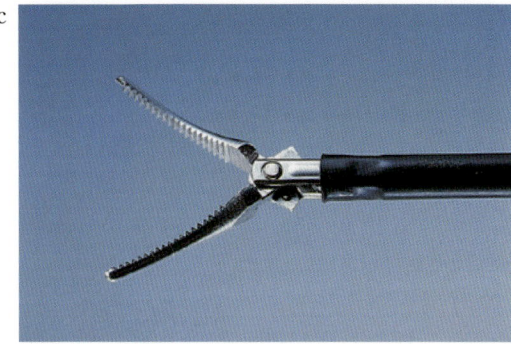

図4. 術者剥離鉗子（メリーランド鉗子）
a：ストルツ社。バランスがよく使いやすい，把持力がある
b：オリンパス社。適切な幅と大きさが特徴
c：エチコン社。ディスポーザブルながら繊細な剥離ができる

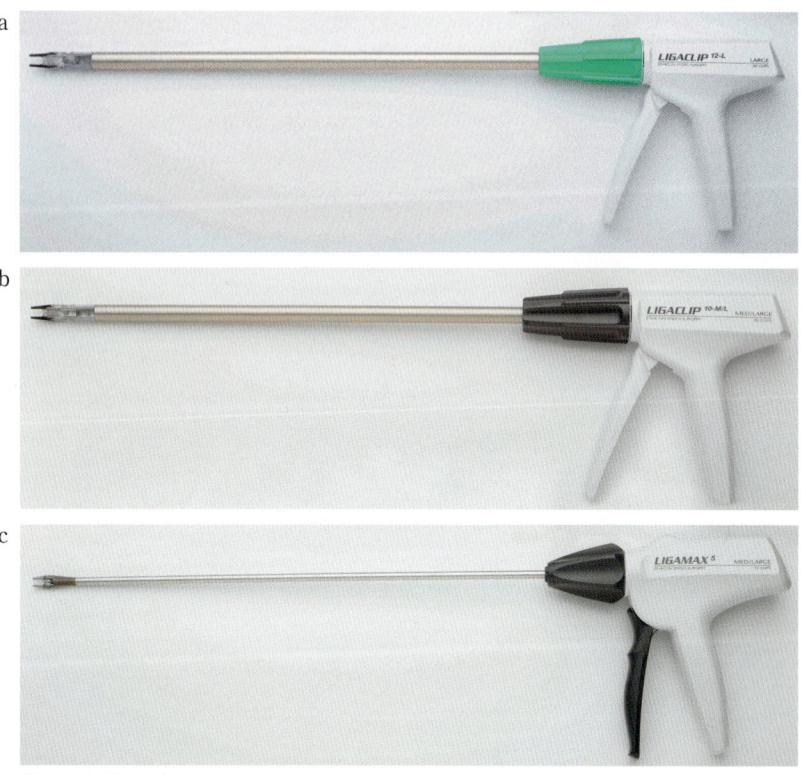

図5. クリップ
a：12mm径，b：10mm径，c：5 mm径

●胆道造影器具：腹腔鏡下造影鉗子が，オリンパス社やストルツ社などから市販され，以前から造影器具として汎用されている．そのチャンネル孔から挿入するカテーテルとしては，アトムチューブ6号（アトムメディカル社），14～16ゲージのIVHカテーテルや尿管カテーテルなどがある．カテーテルは軟らかいと挿入時腰砕けになり，硬いと胆嚢管や胆管を損傷しやすくなることなどに注意し選択する．コラジオカテーテル（八光商事）は5mm径トロッカー経由で使う2段階カテーテルである．腹腔鏡下胆道造影用金属カテーテル（LAP-13，Ranfac社）は日米欧で汎用されている．先端の亀頭様の部分が胆嚢管内へ挿入できれば，クリップかエンドクリンチなどで胆嚢管に固定して造影できる．腹壁を穿刺し，カニューラを通してIVHカテーテルを腹腔内に誘導し，カニュレーションする方法もある．胆嚢や総胆管を直接穿刺して，PTCD穿刺針（トップ社）22ゲージやペチニードル（八光商事）を使い造影する方法もある．

●CアームX線透視装置：術中胆道造影（IOC）像をX線透視下でモニターにて観察する（図6）．各種デジタルCアームX線透視装置があり，非常に鮮明な画像が得られるようになった．従来の1枚撮り撮影に比べたCアーム透視のメリットは，胆道造影像の動的変化がリアルタイムで観察できること，造影が不十分なときは即座にやり直しできること，体位変換による胆管像の変化も容易にわかることである．ぜひ使用されたい．

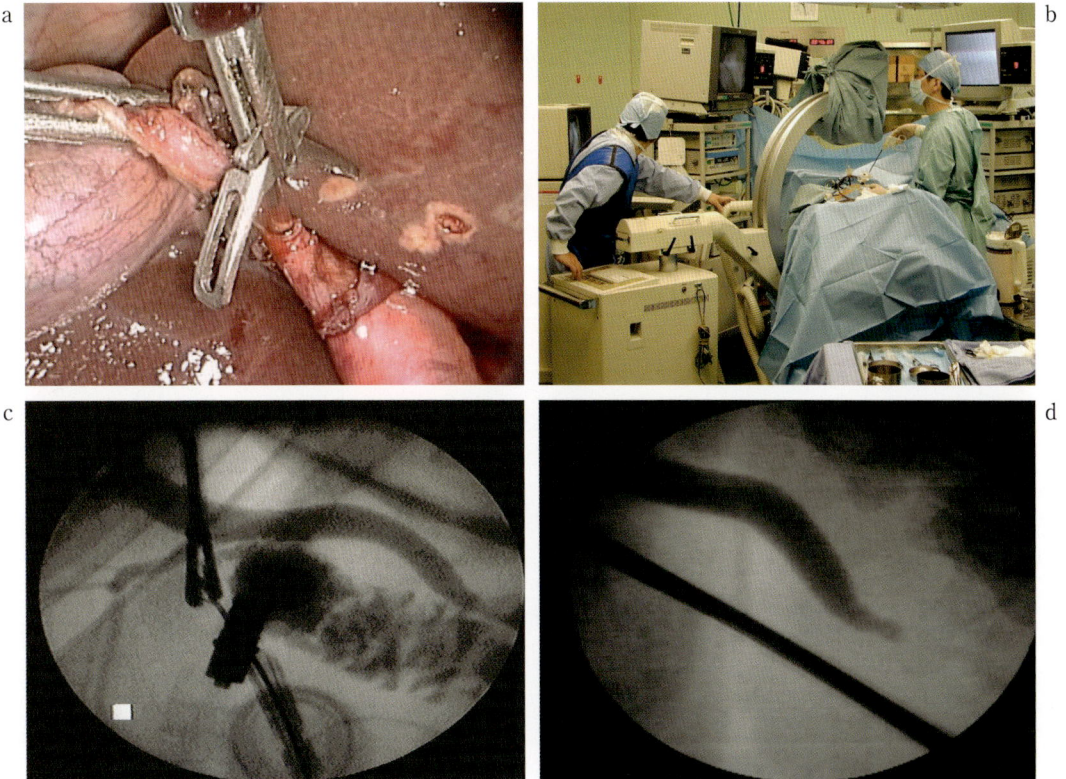

図6. 術中胆道造影
a：造影鉗子経由のカテーテルを胆嚢管に挿入，b：CアームX線透視下で観察，c：LAP-13による胆道造影像，d：造影鉗子による胆道造影像

●**回収袋**：胆嚢を体外に回収するとき，胆汁や胆石による創の感染，癌ではトロッカー部位再発の危険性があり，回収袋を使うようにしている。エンドパウチ（エチコン社），エンドキャッチ（タイコ社），EZパース（八光商事，図7）などがある。

●**結石回収鉗子（ストルツ社）**：10mm径であるが，結石の回収には非常に便利で耐久性もよく，1本は必ず揃えておくべきである。

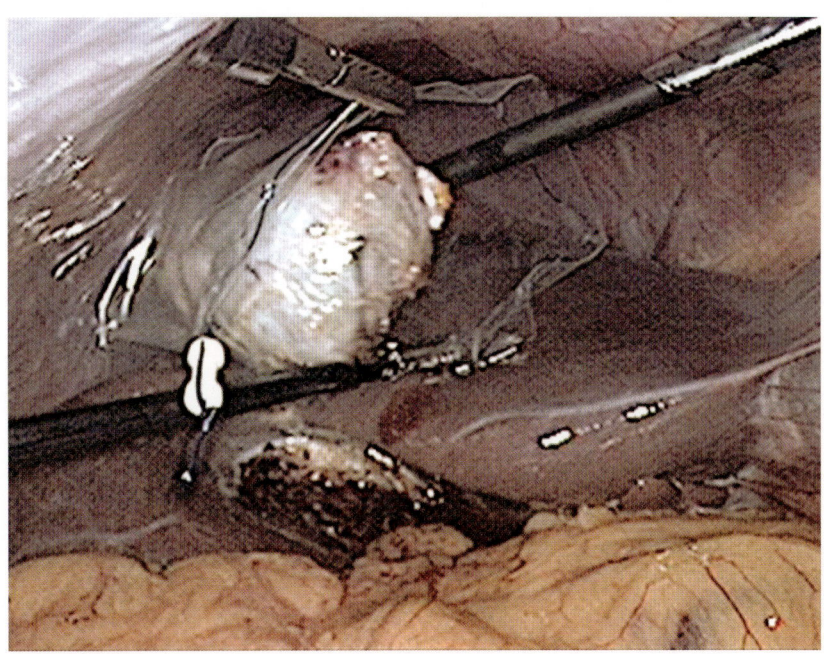

図7. 回収袋
回収袋（EZパース）の口を開き，摘出胆嚢を挿入している

2）腹腔鏡下総胆管結石手術（LCBDE）（表3）

- 胆道鏡CHF-XP20：2.8mm径で経胆嚢管法用の胆道鏡である（図8a）。

- PTAバルーンダイレーションカテーテル（ボストンサイエンティフィック社）：経胆嚢管法で胆嚢管拡張用に用いる。バルーン長4cm，拡張時6mm径，80cm長。

- 胆道鏡CHF-P20，P10（4.9mm，6mm径，オリンパス社）：胆管切開時に使用する。

- 胆管切開用鎌状メス（エンドスカルペル，八光商事）：10mm径，安全外套シース付きで，鎌状のため切開口を吊り上げながら切ることができる。

- 胆管切開縫合用持針器：針の把持力が強く，先端の形状はやや先曲がりで細く，ハンドルの操作性が優れたものを用意する。とくにエースクラップ社，ストルツ社などのものが優れている（図9）。

- 胆道鏡用カメラ・モニター

- 2〜3Frバスケットカテーテル：Cook社（図8b），オリンパス社製などがある。主に経胆嚢管法用に使う。

- 5Frバスケットカテーテル（FG24-SX，オリンパス社）：胆管切開時に大きな結石に使用する。

- 電気水圧式結石破砕装置（EHL，3Fr，4.5Frプローブ，オリンパス社）

- ガイドワイヤー（0.035インチ）150cm長

- Cチューブセット（住友ベークライト）

- 吸収性クリップ・ラプラタイ（エチコン社），ラプラタイアプライヤー（12mm径）

Ⅰ. 術前準備　15

表3. 腹腔鏡下総胆管結石手術（LCBDE）に用いる器具

- 胆道鏡CHF-XP20（オリンパス社，2.8mm径）：経胆嚢管法用
- PTAバルーンダイレーションカテーテル（ボストンサイエンティフィック社，バルーン長4 cm，拡張時6 mm径）：経胆嚢管法用
- 胆道鏡CHF-P20，P10（4.9mm，6 mm径，オリンパス社）
- 胆道鏡用カメラ・モニター
- 2〜3Frバスケットカテーテル（Cook社，オリンパス社）
- 5Frバスケットカテーテル（FG24-SX，オリンパス社）
- 電気水圧式結石破砕装置（EHL，3Fr，4.5Frプローブ，オリンパス社）
- ガイドワイヤー（0.035インチ，150cm長）
- 鎌状メス（八光商事）
- 持針器
- Cチューブセット（住友ベークライト）
- ラプラタイ（エチコン社）

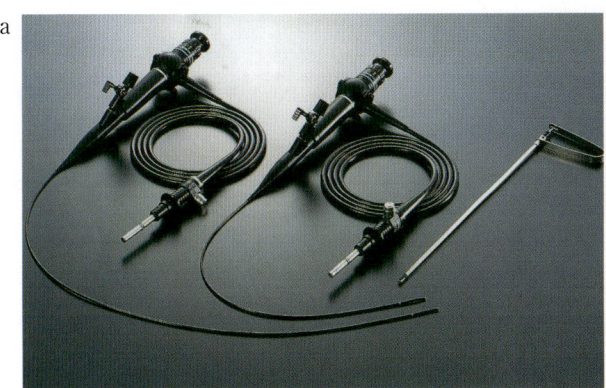 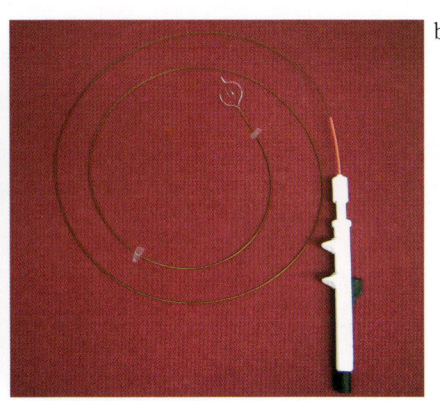

図8. 経胆嚢管法用胆道鏡と採石バスケット鉗子
a：CHF-XP20（2.8mm径，オリンパス社），b：バスケットカテーテル（2Fr，Cook社）

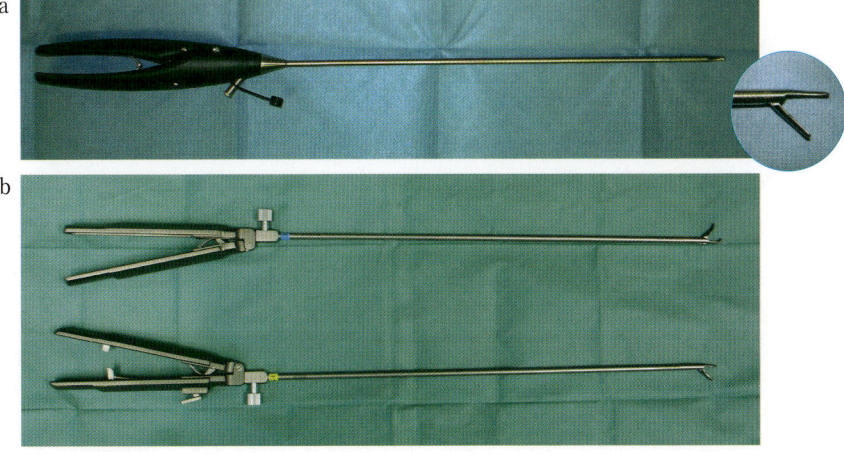

図9. 持針器
a：エースクラップ社，b：ストルツ社

4. インフォームド・コンセント（IC）

1）腹腔鏡下胆嚢摘出術（LC）

　本手術に限らず，腹腔鏡下手術全般にいえることであるが，術後経過が早く済むため軽い手術，うまくいって当たり前の簡単な手術，という雰囲気を医師・患者双方で作ってしまうことがある。これは医事紛争のもとになりかねない。

　筆者らは，胆嚢摘出の必要性，他の治療に比べてのLCの優位性，LCが順調にいく確率，順調にいったときの経過の概要，トラブルの起こる確率とその内容，とくに合併症と開腹移行について，術後の愁訴，術後の遺残再発結石など，をできるだけ丁寧に十分説明している（**表4**）。

　まず，胆嚢摘出術の必要性を以下のように説明する。手術をしなければ，腹痛や背部痛が出現する可能性が高い。時に，急性胆嚢炎を併発し，敗血症など緊急を要する危険な状態に陥ることもある。胆石をもっていると胆嚢癌を合併することがある。頻度的には通常1％以下で，若年者ではまず合併しない。しかし，加齢とともに合併率は上昇し，70歳以上では10％近くになる。現時点では，胆嚢摘出術は胆石症の根本的な治療法といえる。しかも，30歳代以下の若年者の一部を除き，胆嚢欠損による後遺症はまず考えなくてもよい。

　胆嚢結石症に対する他の治療法としては，胆石を溶かす薬を内服する胆石溶解療法がある。安全性が高い治療法であるが，ごく一部の胆石にしか溶解効果はなく，完全溶解しても再発したりする欠点がある。また，体外衝撃波結石破砕療法は，体外から衝撃波という力で胆嚢の結石を粉々に壊し，流し出す方法である。胆嚢結石症患者の約10％で結石が消失する。しかし，膵炎や腹痛発作などの術後合併症の危険性がある。また，胆石消失後に再発がしばしばみられる。

　LCは，開腹胆嚢摘出術に比べ，術後の回復が早い，美容上優れるなど，多くの利点がある。一方，手術困難例も決して少なくないことを理解してもらう。

　次に，手技の実際を詳しく解説する。手術経過は，98〜99％は順調に経過する。すなわち，ほとんどの患者は術翌日から歩行と食事が可能で，術後2〜4日で退院できる。術後の痛みは，ほとんどない人から1〜2週間続く人まで個人差がある。術後の嘔吐，めまい，あるいは頭痛を訴える人が時にいるが，ほぼ1日で治まる。下痢が続くことがあるが，長くても1カ月以内に治まる。退院後に一度，外来で血液検査を行うが，場合によって点滴胆道造影検査を行う。

表4. LCのインフォームド・コンセント

- 胆嚢摘出の必要性
- 他の治療に比べてのLCの優位性
- LCが順調にいく確率
- 順調なときの経過：クリニカルパスに則る
- 開腹移行の原因とその頻度
- 術中合併症の種類，頻度，原因と対処法
- 術後合併症の種類，頻度，原因と対処法
- 術後愁訴：疼痛，悪心・嘔吐，めまい，頭痛，下痢など
- 退院後の注意点：下痢，腹痛時の原因とその対処法
- 結石の遺残と再発の原因，頻度と対処法

開腹移行，合併症とその対処法を説明する。①開腹移行については，炎症や癒着が強いときや解剖学的な異常により手術が困難な場合，安全性や確実性を考慮して開腹に移行する可能性が約1～2％ある。なかでも，急性胆囊炎合併例，上腹部手術既往例や肝硬変例では開腹移行率は高くなる。しかし，開腹手術になっても，術後回復はやや遅れるが安全で大きな欠点はない。②胆管損傷：総胆管や細い胆管を損傷することが約0.3％の頻度である。基本的には開腹し修復する。③術後胆汁が漏れ出ることが時にある。④まれに総胆管や胆囊管に結石が残る，あるいは退院後に再発することがある。⑤通常発生しないが非常にまれに起こり得る重大な危険性としては，重症の胆管損傷，大出血，腸管損傷，腹膜炎，肺塞栓，無気肺などがある。そのときは，状態によって緊急治療や開腹再手術を要することがある。

2）腹腔鏡下総胆管結石手術（LCBDE）

LCBDEのICは，LCの場合よりさらに複雑になる。まず，この手術が成功したときは，非常によい結果をもたらすことを説明する。すなわち，開腹手術に比べ，術後早期回復が得られ美容上優れていること，内視鏡治療と違い乳頭機能はまったく損ねることがないなど，利点が非常に多い。順調な経過をたどれば，一般的に腹腔鏡下胆囊摘出術とほぼ同じ経過で，術後4～7日ほどで退院できる。一方，本手術の問題点としては，手術器具を多数要し，手技が専門的で時に非常に難しいことがある，開腹移行率が2～5％と低くない。また，胆管結石治療はほかにたくさんの治療手段がある。以上から，本手術のICには，他の胆管結石治療とその長所短所につき，詳細に比較して説明する義務が生じる。

ESTでは，体に負担をほとんどかけずに総胆管の結石を除去できる。したがって，重大な併存疾患を有する患者や超高齢者にはよい治療法である。しかし，成功率が90％前後にとどまる，結石がやや再発しやすい，胆囊は放置されるため結局胆囊結石には手術の追加が必要になる，などの欠点がある。体外衝撃波結石破砕療法は，体外から衝撃波という力で胆管結石を粉々に壊し，流し出す方法である。一部の胆石は消失するが不確実な方法である。開腹胆管切石術は手術創が大きく，回復がやや遅い。しかし，経験ある術者が行えば，非常に安全で確実な手術である。

LCBDEの術後合併症として，胆汁漏出，予測しがたい遺残・再発結石が発生する可能性があることも説明しなければならない。Tチューブ，Cチューブなどによって，それぞれ術後管理と合併症を話しておく。その他重大な合併症として，胆管損傷とそれに伴う胆管狭窄，大出血，腸管損傷，肺塞栓，腹腔内結石遺残や腹膜炎などにも触れる。

以上の事柄を各施設の成績や経験を付け加えながら説明する。最終的には，患者が治療方法を選択することは申すまでもない。

II.

手術の実際

Ⅱ．手術の実際

1．腹腔鏡下胆嚢摘出術（LC）

1）手術室の準備と体位

　全身麻酔下気管挿管の下，体位は仰臥位，頭高位とする。肝外側区域が術野の妨げとなるときは右側高位を追加する。術者は患者左側に立つ（図10）。スコピストは術者の後方で患者の左側，尾側に立つ。助手は患者の右側に位置する。なお，スコピストと助手は椅子に腰掛けてもよい。

　臍直上部において，腹腔鏡用の10〜12mmトロッカー（SU）をHasson法（open laparoscopy）で設置する。臍直上において，白線を見極め，正しく正中で小切開開腹する。臍周囲に正中切開創瘢痕があるときは，臍より5cm右に離れて経腹直筋的に小開腹をおき，トロッカーを設置する。なお臍下部切開は，臍上部に比べ総胆管観察などの見下ろしがいくぶん悪くなる。基本的に，気腹針先行の盲目的な第一トロッカーの挿入はしない。

　気腹維持圧は一般に9mmHgとするが，痩身女性では8mmHgに，肥満男性では10mmHgにするなど，術野の広さと体型をみて気腹圧を変化させてよい。一般に，高圧は術野を広くしトロッカーの固定性をよくするが，心肺系に対する負担がいくぶん大きくなる。低圧では，術野が狭小化し腹壁が不安定となり，手術がしにくくなる。なお，トロッカー周囲の二酸化炭素リークは，手術初めに対処しておく。バルーン付きトロッカーはリークを簡単に止めることができる。

2）腹腔鏡

　基本的に10mm径のものを使用する。腹腔鏡モニターの映像は，常に鮮明に，最高の状態に保つように心がける。映像だけが，ほとんど唯一の情報源であるからである。映像が不良なときは手術を中断し，明瞭な映像が得られるまで待つ。それでもだめなら，手術を中止するぐらいの決断が必要である。

　スコピストの操作上の心得は，レンズ面に汚染や曇りがあれば，直ちに曇り止めや温水で洗浄・清拭を行いクリアにする。術野が動かない局面では，カメラをぶれないように固定する，カメラを移動するときはゆっくり動かす，そして水平面を常に意識する。また，細かな手技では，近接しフォーカスを合わせる，術野が大きく移動するときは離れて遠景をみせる。さらに，手術の精度を上げるには直視のみでは不十分で，斜視鏡かフレキシブル腹腔鏡を使って死角を少なくする。最近の5mm径腹腔鏡は，画質が向上し，どこのトロッカーからも挿入できるため，ぜひ揃えておきたい。手術は録画する。

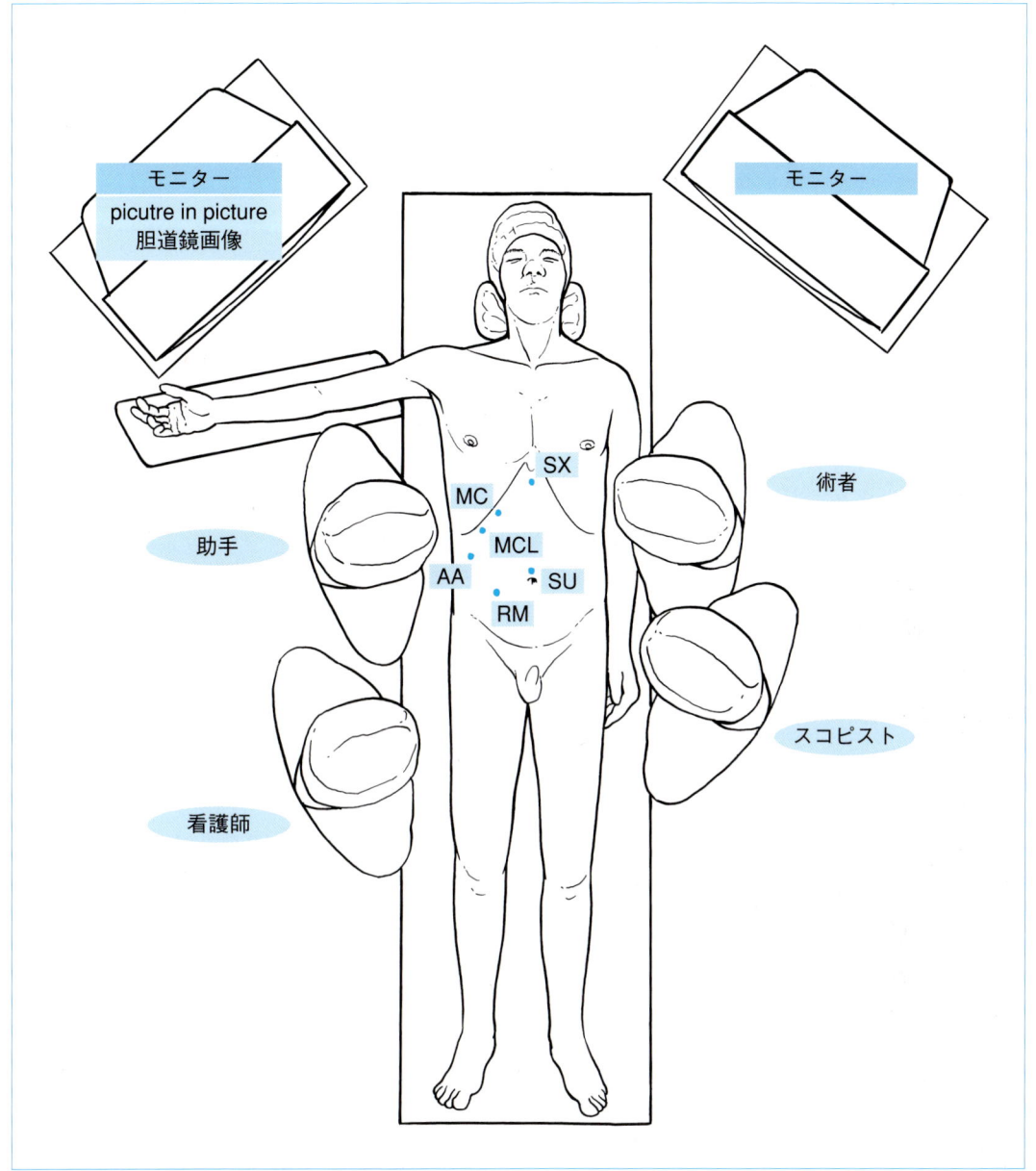

図10. 手術室の配置とトロッカー設置部位
LCの基本トロッカーはSX，MC，AA，SUの4本とする．術者は，右手でSXの鉗子を，左手でMCの鉗子を操る．MCLは胆管切石時に追加する

3）トロッカー設置，術者の位置と手の動き

　右季肋部に5mmトロッカーを2本，すなわち鎖骨中線上（MC）と前腋窩線上（AA）にそれぞれ挿入する（**図10**）。これらのトロッカーは，肋骨弓からあまり離れないほうがよい。次に，AAからの把持鉗子で肝円索を左背側に引いて，肝鎌状間膜を広げ緊張させた状態で，間膜のすぐ右側に心窩部（SX）の5mmまたは12mm径トロッカーを挿入する。このトロッカーもあまり剣状突起から離れないほうがよい。また，SXとMCの挿入部が近すぎると術者の双手操作がやりにくくなるので気をつける。基本的には，以上の4本のトロッカーで手術を行う[2)3)]。

　術者が片手1本だけで行う手術がいまだに散見される。本来，術者は双手手術をすべきで，右手がSXの鉗子を，左手がMCの鉗子を操るのをLCの原則としたい。とくに左手鉗子を術者自身が自由に動かすことは非常に重要で，カウンタートラクションをかけたり，確認操作をしたり，術野展開を図ったり，思う存分できるからである。

4）胆嚢の癒着剝離

　胆嚢に大網などが癒着しているときは，胆嚢壁に沿って剝離を行う（**図11**）。この際，腸管，とくに十二指腸の癒着の存在を見落とさない。剝離は底部側，そして上内側から始める。直視腹腔鏡では，癒着の剝離線が接線方向になり観察しにくいので，フレキシブル腹腔鏡か斜視鏡を使う。底部が露出されれば，これをAA鉗子で把持し，腹側に挙上しながら体部，そして頸部を露出していく。肝下面と大網などの癒着も完全に剝離したほうがよい。とくに，右側の癒着が残ると胆嚢背側の術野を不良にする。

　剝離手技の要点は，剝離層を誤らないこと，鈍的剝離を多用しすぎないこと，確認できれば鋭的切離すること，出血させないこと，出血したら止血をしっかり行い術野を汚染しないことにある。正しい剝離層での鋭的切離はほとんど出血をさせない。また，胆嚢穿破を気にするあまり胆嚢から離れたところで剝離すると，かえって他臓器損傷や出血をきたしやすい。胃切後などで癒着が激しく，出血多量が懸念されるときには，超音波凝固切開装置を使用したほうが得策である。

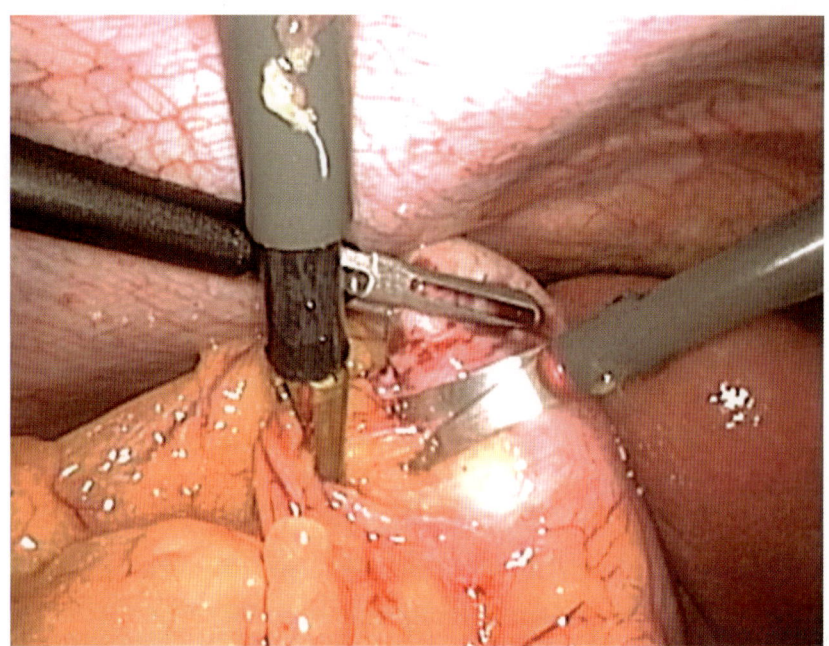

図11. 癒着剝離
胆嚢壁に沿って剝離を行う。腸管とくに十二指腸の癒着の存在を見落とさない。剝離は底部側，そして上内側から始める。この際，フレキシブル腹腔鏡か斜視鏡を使う。底部が露出されれば，これをAA鉗子で把持し，腹側に挙上しながら体部，そして頸部を露出していく

5）胆嚢の解剖と展開

　胆嚢の解剖をよく知る必要がある（**図1, 12**）。胆嚢管の多くは総胆管の外側やや背側から分岐し，総肝管に沿って外側を肝側に向け走行する。そして，総肝管をあまり離れないところで胆嚢頸部に移行する。さらに，頸部は屈曲して尾側に向かい，またやや屈曲しながら漏斗部に移行する。漏斗部は，胆管の右背側に深く落ち込むようにHartmann嚢に移行する。この嚢は，しばしば結石が嵌頓しやすい。そして，体部，底部となる。

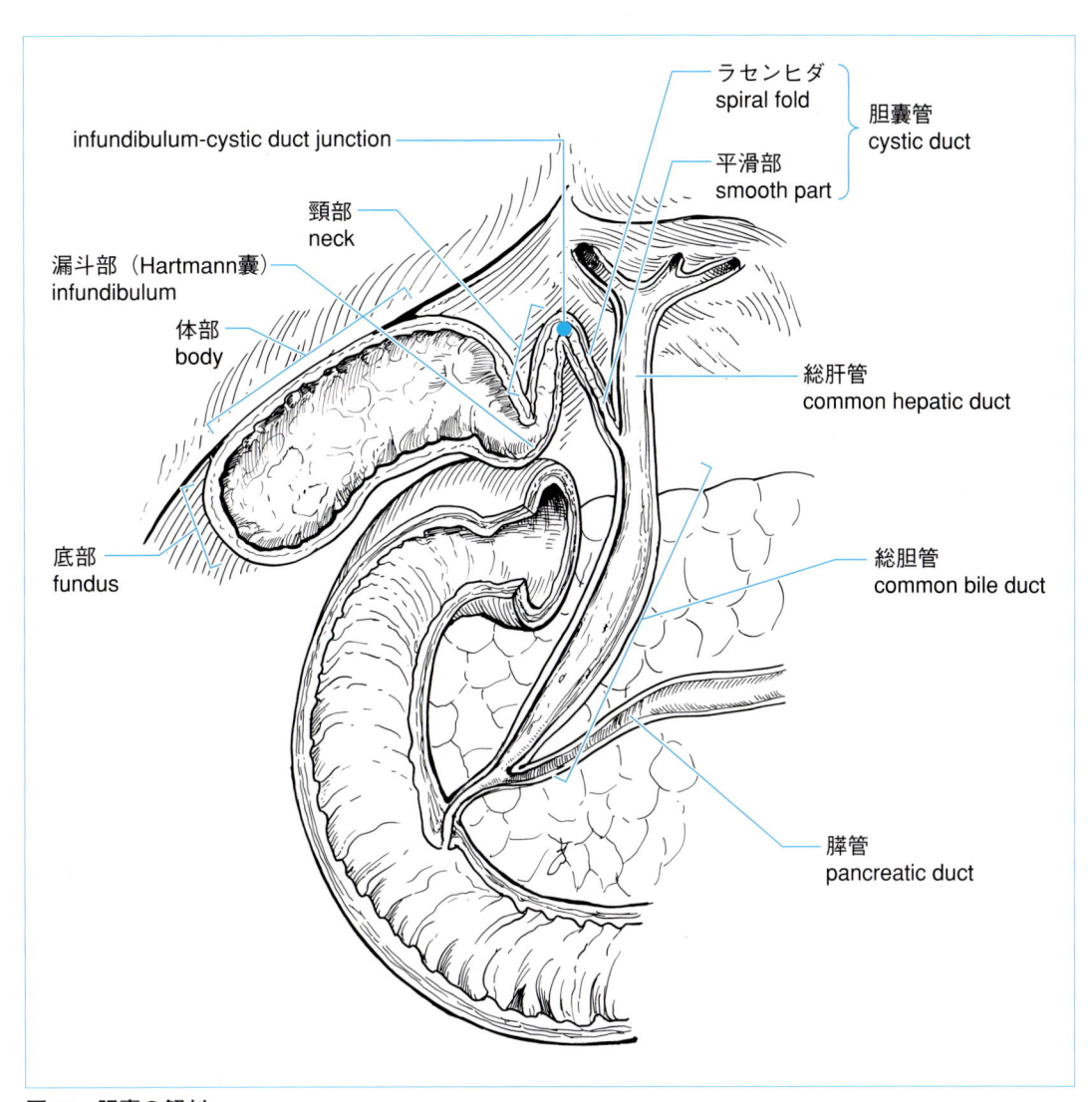

図12. 胆嚢の解剖

胆嚢が緊満しているときは，穿刺し可及的に吸引したほうがよい（**図13**）。吸引することで胆嚢の鉗子把持が容易になる。Hartmann嚢が縮むことで，Calot三角の視認と展開も容易になるからである。胆嚢癌の疑いがなければ，穿刺吸引はむしろ励行すべきである。穿刺針は肝生検用シルバー針など太い穿刺針を用いると，粘稠性の胆汁も十分容易に吸引できる。

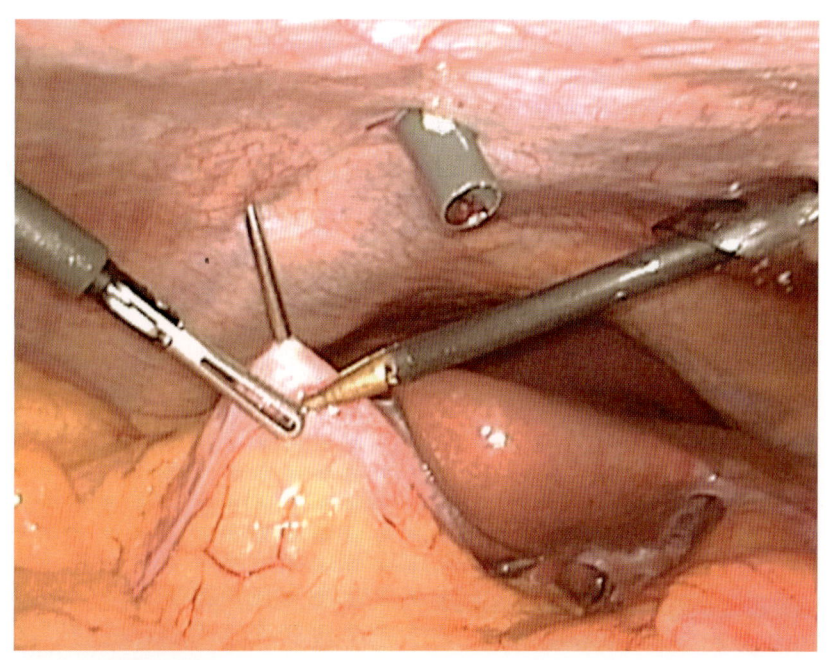

図13. 胆嚢穿刺吸引
12ゲージ以下の太い穿刺針で穿刺し，可及的に吸引する。MCトロッカーから穿刺針を挿入してもよい

胆嚢の展開は，まずAAからの把持鉗子で底部を把持し，右肩方向，腹側に押しやる（**図14**）。この操作が疎かになっている手術が見受けられるが，胆嚢展開に必須の基本手技と心得るべきである。次に，MCの把持鉗子で頸部を把持する。これは，胆管の外側背側に深く垂れ下がっているHartmann囊を持ち上げ，漏斗部と胆嚢管を腹側に挙上することが目的である。この鉗子の把持位置と牽引方向がCalot三角の展開の良否を決定し，手術進行に決定的な役割を果たす，といっても過言でない。肝外側区域が右に張り出して，Calot三角の術野を大きく邪魔することが少なくない。まず，手術台を左にローテーションする。だめなら肝円索に針糸をかけ左上腹部方向に牽引する。

Ⅱ．手術の実際

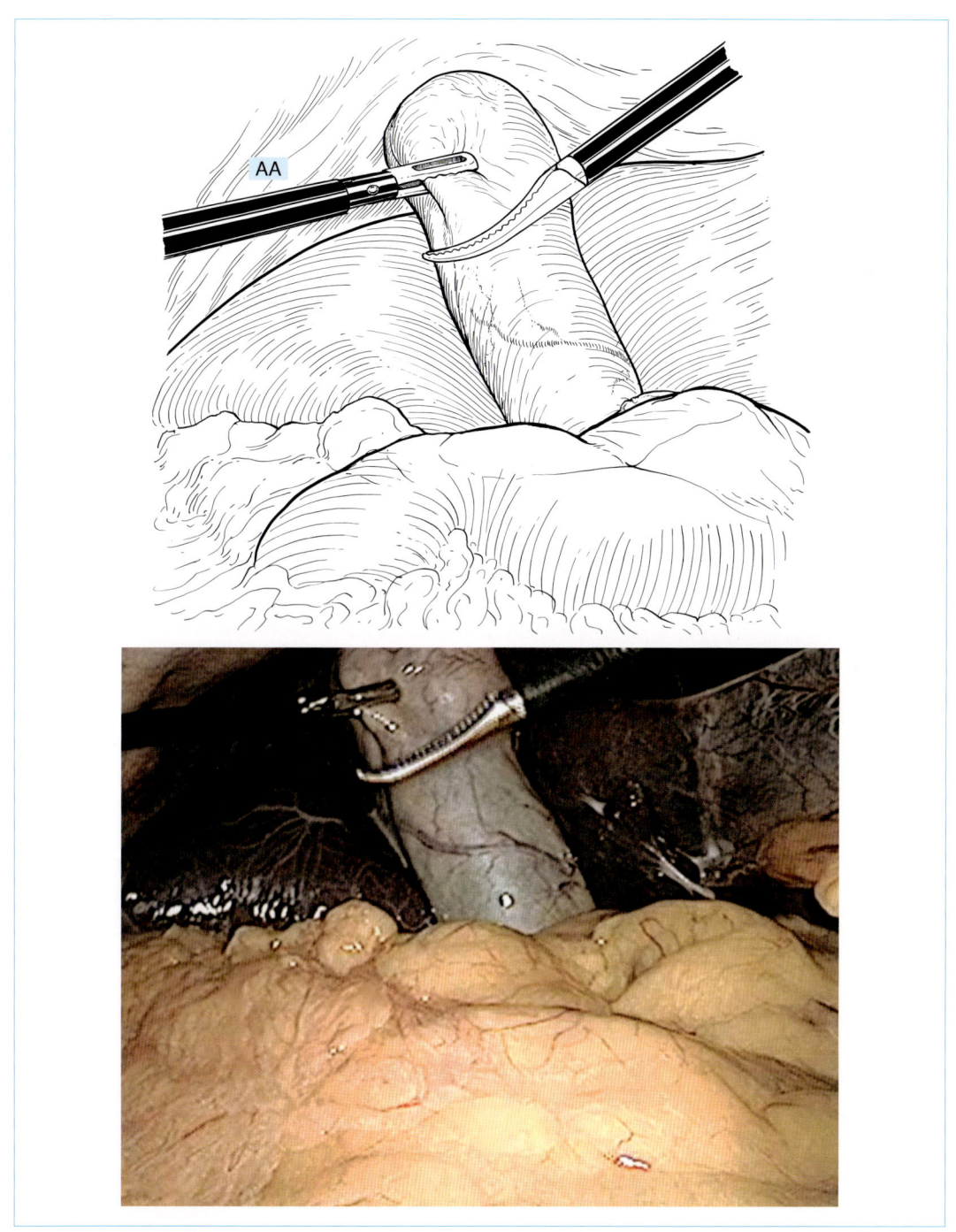

図14. 胆嚢底部を把持
右肩腹側方向に十分押し上げ胆嚢を展開する

胆嚢と周囲との癒着の剥離が済んでいれば，この段階で胆嚢の全体像，とくに胆嚢頸部から胆嚢管，そして総胆管と胆嚢動脈などの解剖が，ほとんどの症例で同定可能となる（**図15**）。もし解剖確認ができないときは，鉗子の把持位置や牽引，あるいは穿刺吸引などの工夫が足りないために，視野不良となっている場合が多い。修正を図り術野の展開をよくしてから，胆嚢摘出に進むべきである。

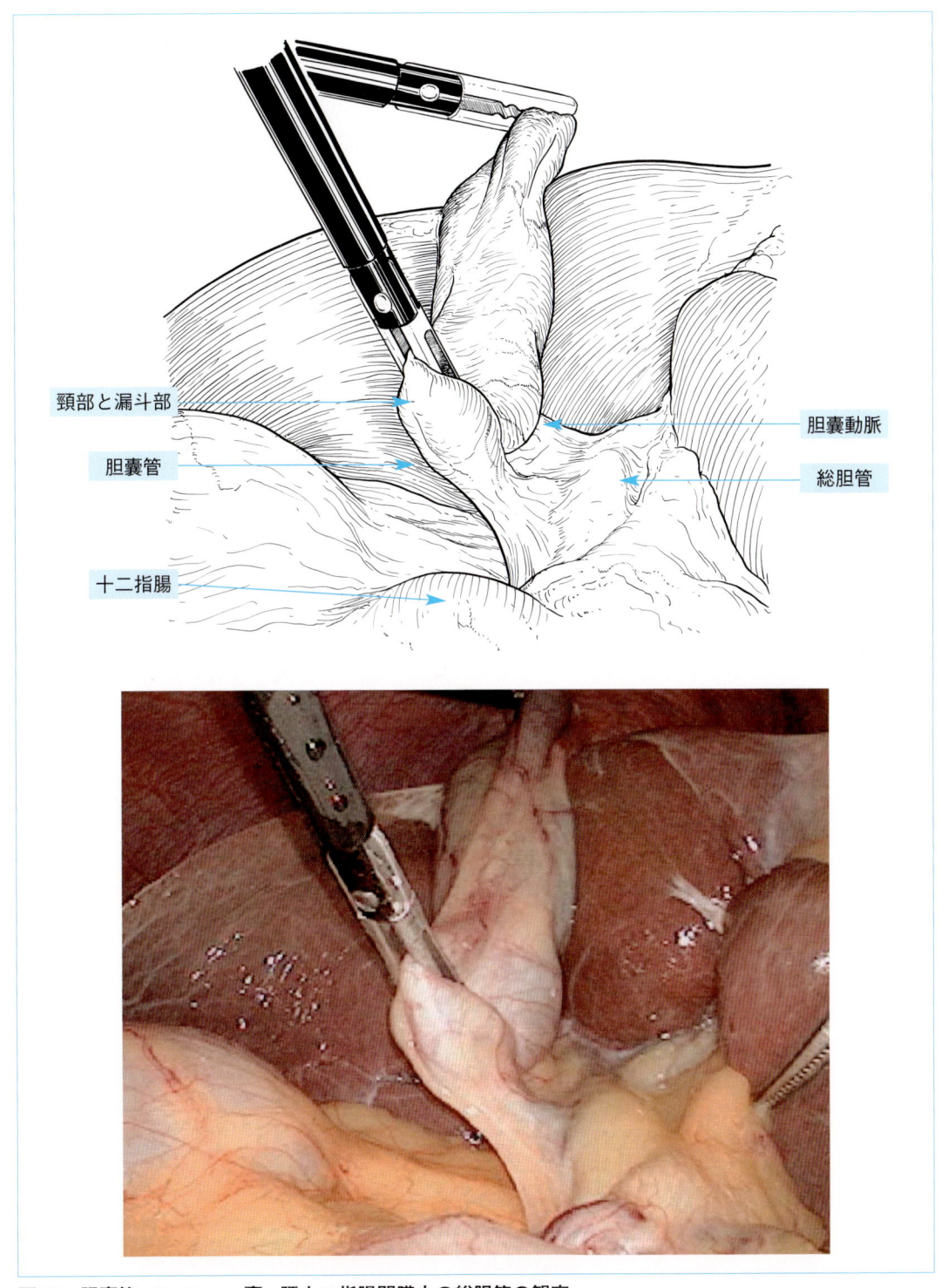

頸部と漏斗部
胆嚢管
十二指腸
胆嚢動脈
総胆管

図15. 胆嚢管，Hartmann嚢，肝十二指腸間膜内の総胆管の観察

6）胆嚢漿膜切離とCalot三角の剥離

　はじめに，胆嚢の漿膜切離を行う（**図16a, b**）。切離線は，胆嚢頸部近位側を起点として内側，外側ともにCalot三角から胆嚢体部，そして底部までとし，肝付着部近くで電気メスにて鋭的に漿膜切離する。これによって，胆嚢はさらに腹側に持ち上がり，Calot三角は広くなる。総肝管と胆嚢頸部の間が離れ，胆嚢管を安全に剥離しやすくなる。

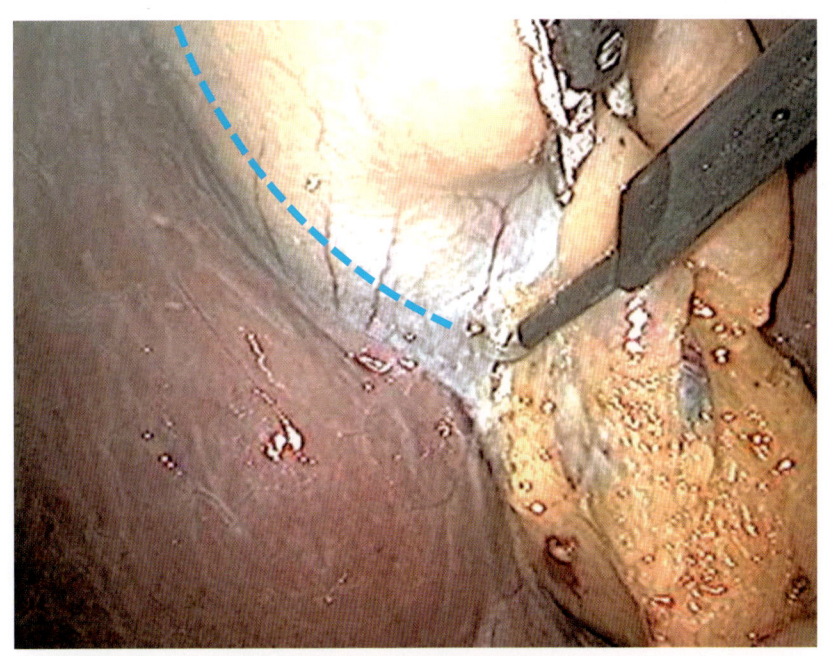

a：胆嚢頸部から胆嚢外側の漿膜切離を底部まで進める

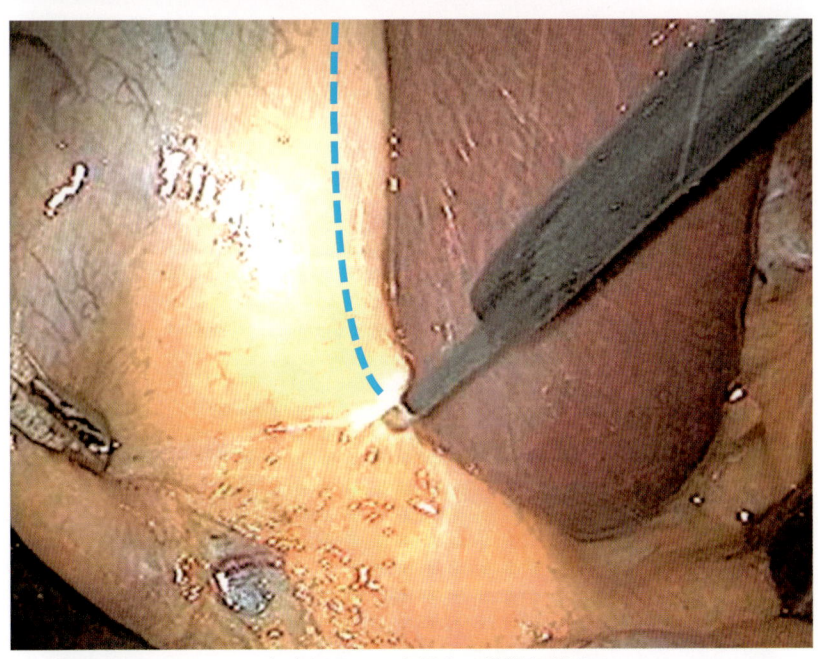

b：胆嚢頸部からCalot三角内側そして底部まで漿膜切離する

----：漿膜切離線

図16. 胆嚢の漿膜切離

しかし，慢性炎症例では，総肝管に頸部や胆嚢管が癒着して離れないことがある。性急に胆嚢管剥離に向かわず「急がば回れ」，Calot三角の組織を外側，そして内側から慎重に剥離を進めていく。とくに，外側剥離は非常に重要で，鈍的剥離を繰り返し，露出した細い線維性索状物だけを切離する。外側剥離のランドマークはinfundibulum-cystic duct junctionで，これを露出してしまうことを心がける（図1, 12, 17）。この際，胆嚢動脈と右肝動脈が，場合によっては副肝管が，頸部側に挙上されていることがあるので十分注意する（図18）。

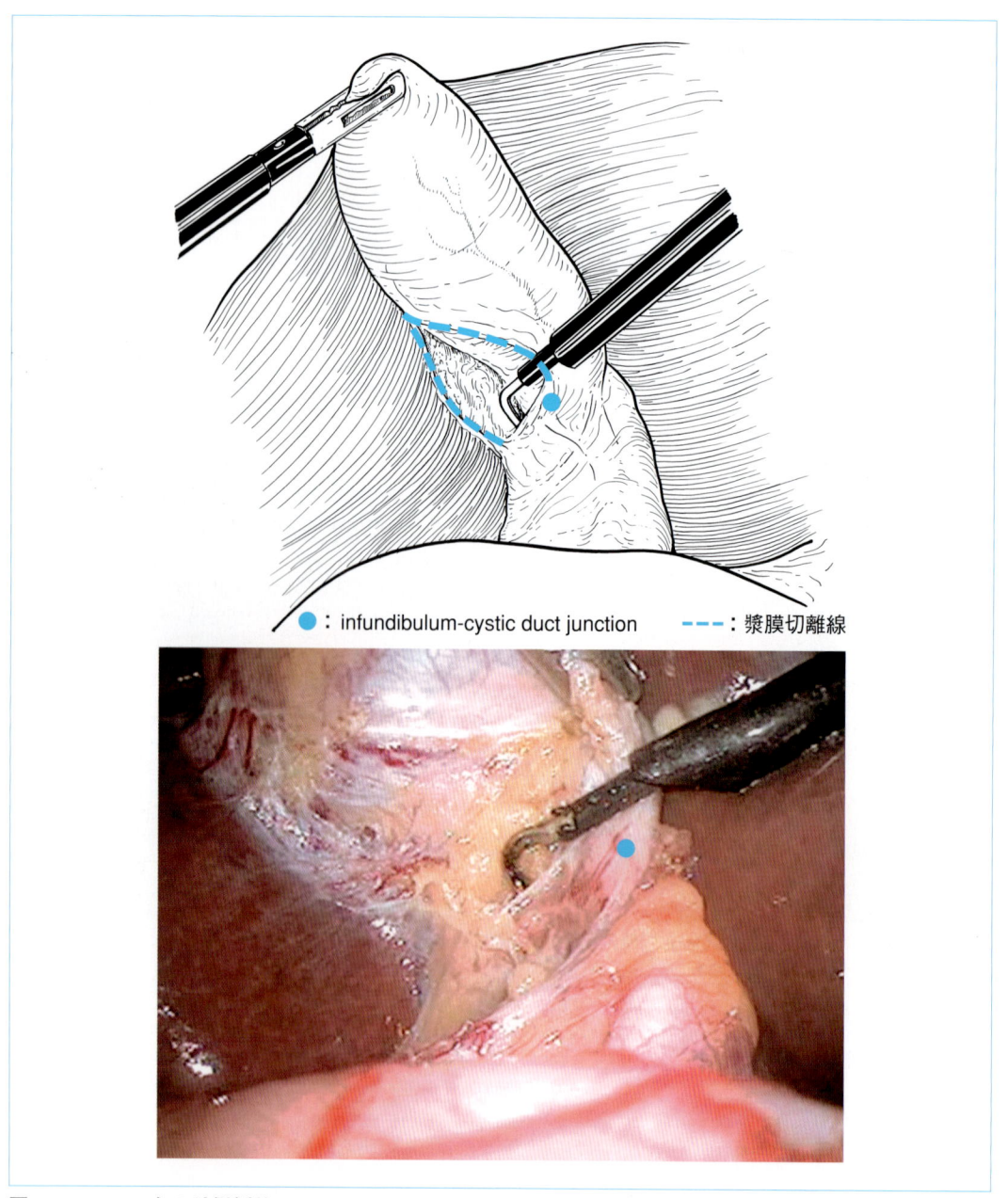

図17．Calot三角の外側剥離

Ⅱ. 手術の実際　35

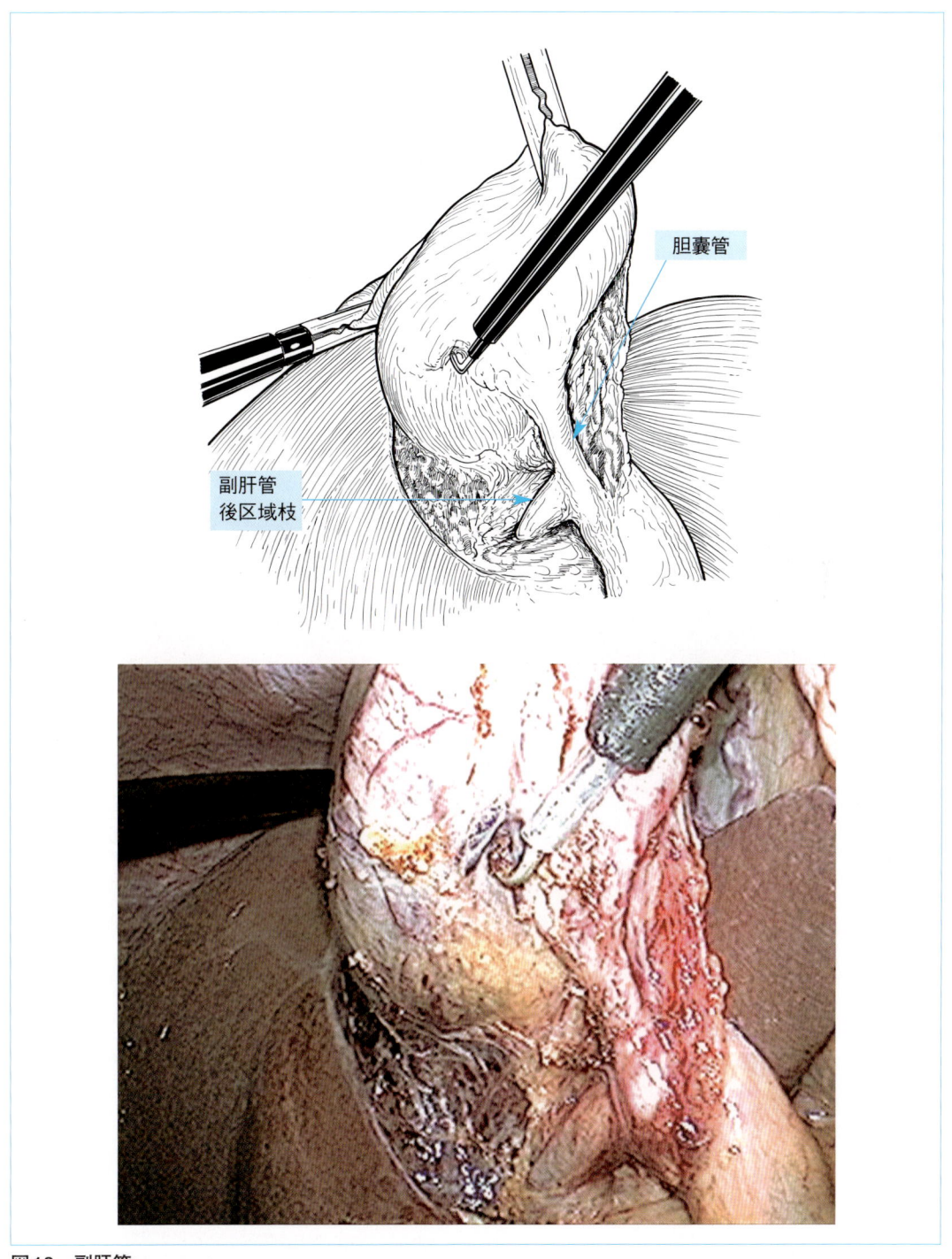

胆囊管

副肝管
後区域枝

図18. 副肝管
総胆管から早期に分枝した後区域枝から，胆囊管が分岐している

内側剥離も鈍的に十分に行いながら，このjunction付近で胆嚢管の全周性剥離を行う。内側剥離時の注意点は，頸部が総胆管前面に乗り上がっていて癒着しているときである。頸部の牽引で簡単に総肝管も持ち上がり，そのため剥離層を誤り胆管の背側に内側から入ってしまうことがある。これに対する防止策は，頸部からの慎重な鈍的剥離で解剖を見極めることにある（図19）。また，内側の胆嚢動脈の切離を優先するとCalot三角が広がり，このような間違いが少なくなる。胆嚢管を遊離したら，その縦軸方向に剥離露出を進める（図20）。遠位側ではフック型電気メスですくいながら周囲を剥いていく。近位側では，三管合流部の損傷に注意しながら丁寧に少しずつ剥離していく。

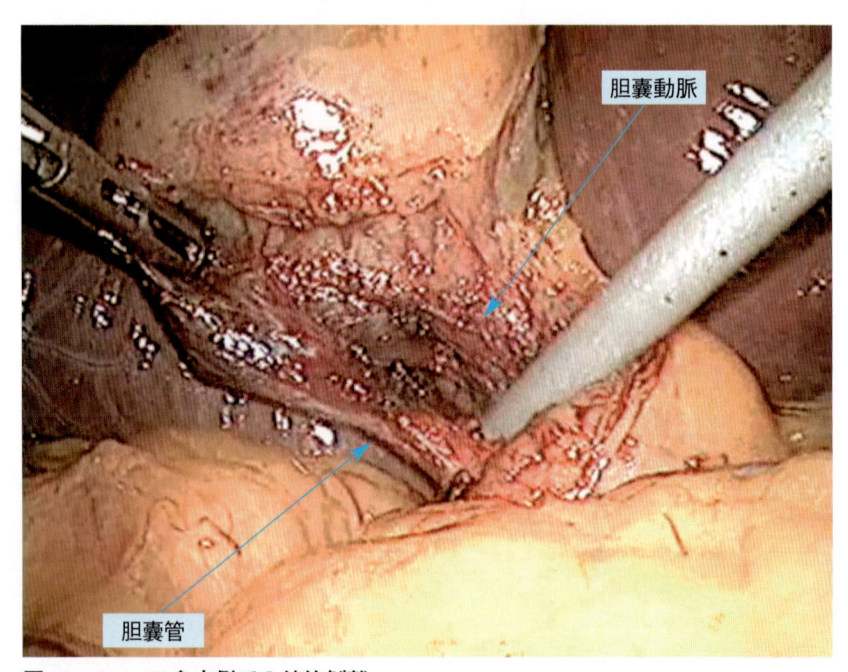

図19．Calot三角内側での鈍的剥離
Calot三角内側で吸引管を用いながら鈍的に剥離を進めていく。Calot三角のウィンドウを広げていく

MC

胆嚢動脈

● : infundibulum-cystic duct junction　---- : 漿膜切離線

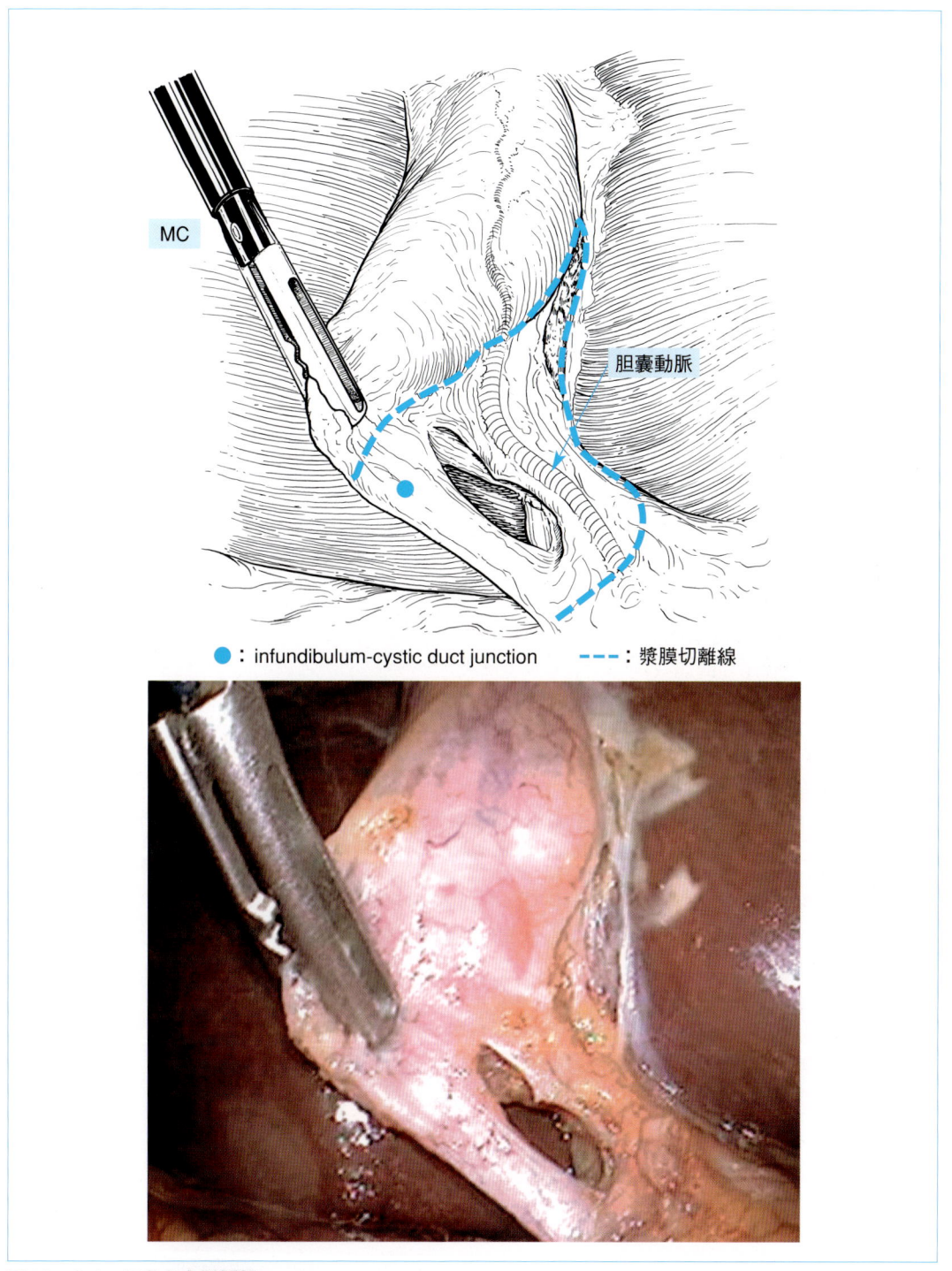

図20. Calot三角の内側剥離

7）術中胆道造影（IOC）

　IOCの手技は，胆嚢管を縦方向に1cm以上剥離する．剥離が不十分であると，腹腔内に入ったカテーテルが胆嚢管と直角方向に進みがちで，カニュレーションしにくい．また，胆嚢管は周囲結合織によって微妙に屈曲していたり，Heister弁がブロックしてカニュレーションを難しくする．胆嚢管はできるだけ遠位側でクリッピングし，その2mm程度近位側で1/3周の横切開をおく（**図21**）．

　次に，MC頸部把持鉗子を外し，AA底部把持鉗子で頸部を把持して胆嚢管を吊り上げながらカニュレーションする．カテーテルと胆嚢管を微動させながら，双方の角度を0°に近づけカニュレーションする．入らなくても慎重に粘り強く繰り返す．

　トロッカー経由の造影方法は2つある．

　腹腔鏡下胆道造影用金属カテーテル（LAP-13）は，胆嚢管が細くてもカニュレーションしやすい．先端が亀頭様に少し太くなっていて，この太まりを胆嚢管内に挿入できれば，クリップかエンドクリンチなどで固定し造影する．とくにエンドクリンチの固定がよく，造影剤のリークが非常に少ない．片手でカテーテルを操作できることも利点である．初心者でも比較的カニュレーションしやすい．使用上の要点は，胆嚢管を十分に剥離する，挿入時胆嚢管とカテーテルが平行に近くなるように操作する，胆嚢管や総胆管を金属先端で突き刺さないように乱暴な操作は慎む．しかし，胆嚢管拡張例では，カテーテル周囲から造影剤が漏れることが多く，次に述べる造影鉗子を用いた方法がよい．

　腹腔鏡下造影鉗子を使用する場合は，チャンネル孔を通した4〜6Frのカテーテルを先端から出し，胆嚢管に挿入し，鉗子先端に付いた内向きの両翼の金属で胆嚢管を愛護的に把持する．入らないときは，SXトロッカー鉗子でカテーテルを胆嚢管に送り込む．5cm入れれば先端が総胆管まで達しているので，胆汁をパンピングできるため鮮明な造影像が得られる．しかし，総胆管へうまく挿入できなくても，5mmほどでも胆嚢管に入れば造影可能となるので試みる．なお，この手技は後述の胆管切石経胆嚢管法の第一歩で，修練すべきである．造影はCアームX線透視下に行う．手慣れれば，透視下胆道造影の所要時間は通常10分程度で済む．

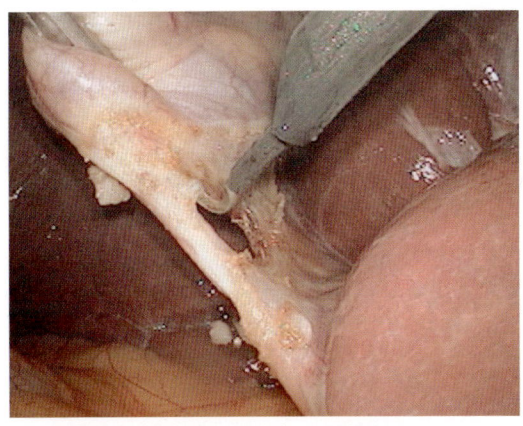

a：胆嚢管を可及的に縦方向に剥離する

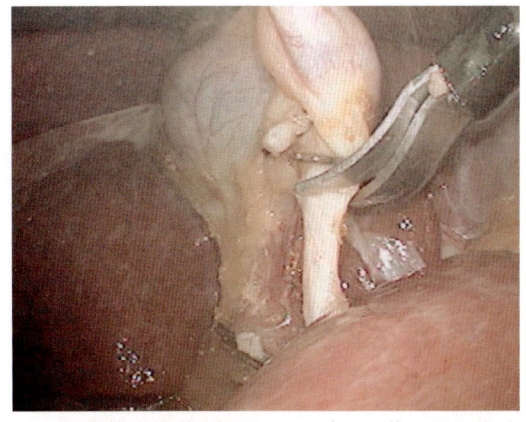

b：胆嚢管を遠位側でクリッピング後，そのすぐ近位側で小切開する

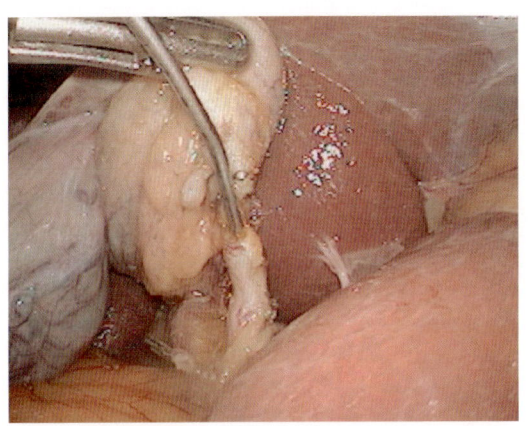

c：AAの把持鉗子で頸部を把持し，MCから挿入したLAP-13カテーテルをカニュレーションする

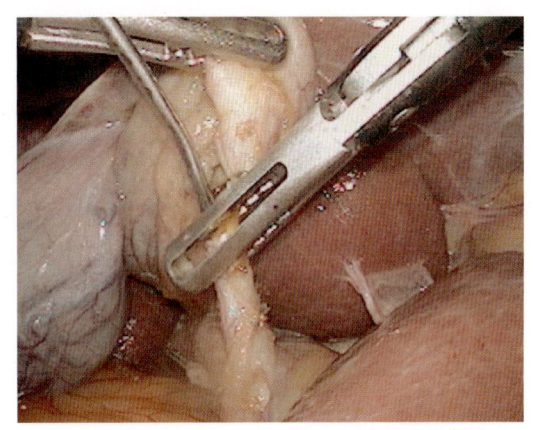

d：SXからのエンドクリンチで挿入部を把持する

図21．術中胆道造影

8）胆嚢管クリッピングと切離

　造影カテーテルを抜去後，胆嚢管を近位側で二重にクリップし切離する（**図22**）。クリッピングの位置は，術中所見とIOC所見から決定する。もしIOCをしなければ，クリップと三管合流部との位置関係を計ることは簡単でない。IOCをルーチン化する理由の一つがここにある。

　クリップは胆嚢管長軸と直角にかける。クリップ先端が胆嚢管の幅を越えていることを確認しクリッピングする。通常，胆嚢管がクリップ長より太いときは，実際には胆嚢管ではなく，漏斗部や頸部にかけている可能性が高い。最悪の形としては，胆嚢管と誤認した総胆管にクリップをかけようとしていることすらある。胆嚢管が太いと感じたときは一度立ち止まり，解剖を再確認すべきである。

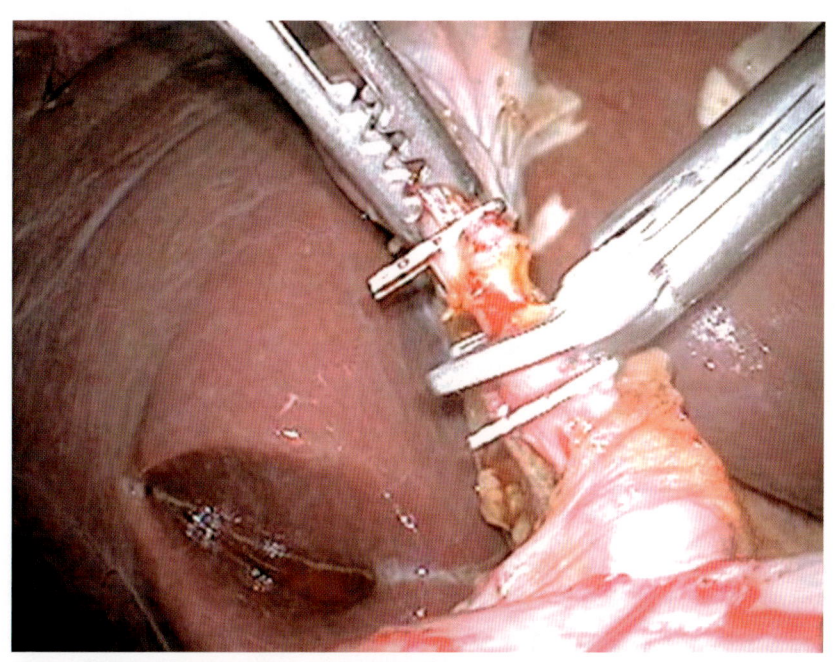

図22. 胆嚢管の処理：切離とクリッピング
胆嚢管切離の高さはIOCで確認しておく。総胆管狭窄の恐れがある位置あるいは胆嚢頸部ではクリッピングしない。胆嚢管にクリップを直角にかけ，胆嚢管を完全に遮断する

9）胆囊動脈の処理

一般に，胆囊動脈はCalot三角で胆囊管の肝側，そして少し内側にある（**図23**）。しかし実際には，胆囊動脈は位置が変化していたり，複数であることが少なくない。また，LCで胆囊動脈損傷が生じたとき，止血に手間取ることがある。したがって，LCでは胆囊動脈のバリエーションを念頭に，その処理には慎重に当たらなければならない。

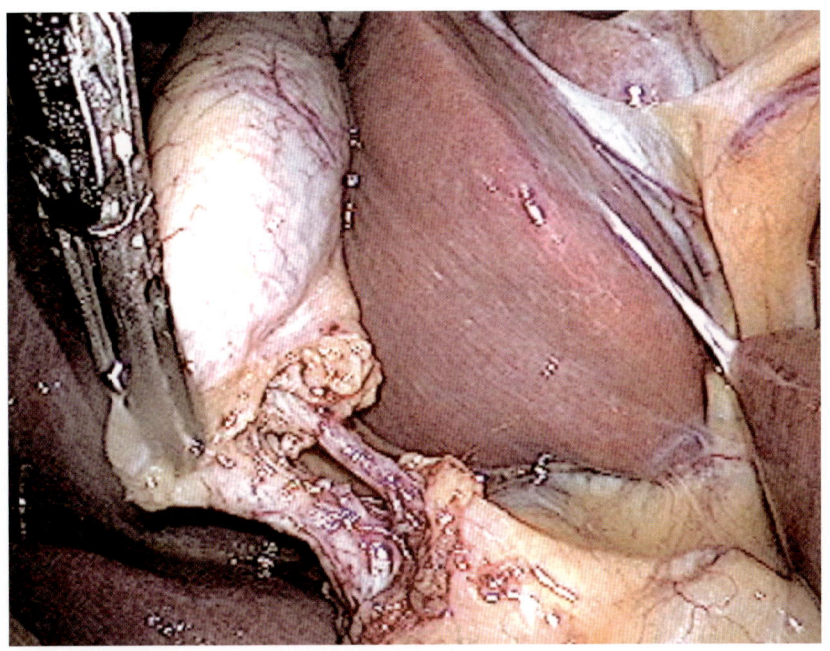

図23. 胆嚢動脈
Calot三角内で胆嚢管の肝側やや内側にあるのが一般的である。本例では総胆管の内側から，その腹側をまたいで胆嚢頸部に向かっている

胆嚢動脈は，前述した「6）胆嚢漿膜切離とCalot三角の剥離」（p.32）の操作で，すでに露出されていることが多い．一般には，胆嚢管切離断端近くを挙上しながら，Calot三角内で結合組織を鈍的に剥離して，胆嚢動脈を周囲から遊離する．粗暴な操作は慎む．時に胆嚢動脈が胆嚢管の尾側にあり，胆嚢管と誤認することがある．また，胆嚢動脈の引き上げに伴い右肝動脈がテンティングされていることが多い．肝動脈損傷に注意を払う必要がある（図24）．

　胆嚢動脈の後ろ側の剥離は，丁寧にあまり力まずそっと剥離する．クリップが3本かけられるほど長くかけ代・スペースを確保した後，クリップを動脈に直角に丁寧にかける．切離した後，断端をみて動脈であることを確認する．1本動脈を処理した後，剥離を進め，肝門部に至ったときに不意に2本目の胆嚢動脈から出血をみることがある．複数の胆嚢動脈（とくに深部枝）があることを忘れてはならない．

右肝動脈

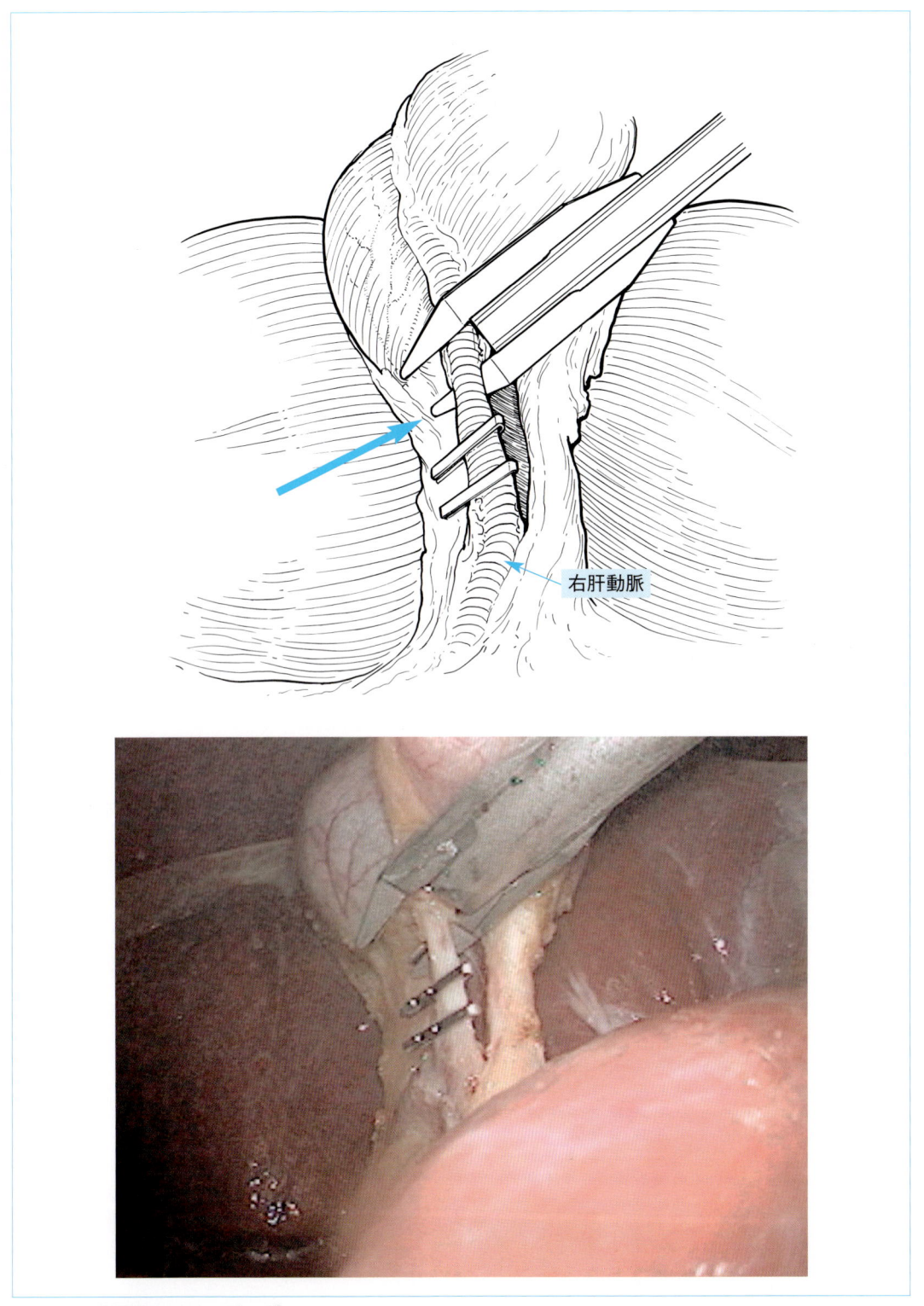

図24. 胆嚢動脈のクリッピング
通常よりCalot三角の外側に胆嚢動脈が位置している症例である。右肝動脈が弧状に持ち上がっている。クリップアプライヤーの奥の足の先（➡）を確認してからクリッピングする。かけたクリップがたわんでいないことも確認する

動脈性出血をみたときはあわてず，まず圧迫止血する。圧迫止血は，出血も抑えるが，術者の精神的動揺も抑える効用がある（**図25**）。しっかり圧迫しても止まらないときは，胆嚢動脈より太い血管を損傷したと判断すべきである。胆嚢動脈からの出血でも5〜10分程度静かに圧迫すれば，自然に止血できることが多い。止血後，できれば鉗子で摘んでクリッピングすると，より確実ではある。しかし，クリップをしなくても止血され，手術終了時も出血がなければ，術後出血することはない。動脈性出血を電気凝固で止めるときは，簡単に止まらなければ電気凝固を続けるべきでない。late burn，すなわち晩期の胆管狭窄の原因となるからである。

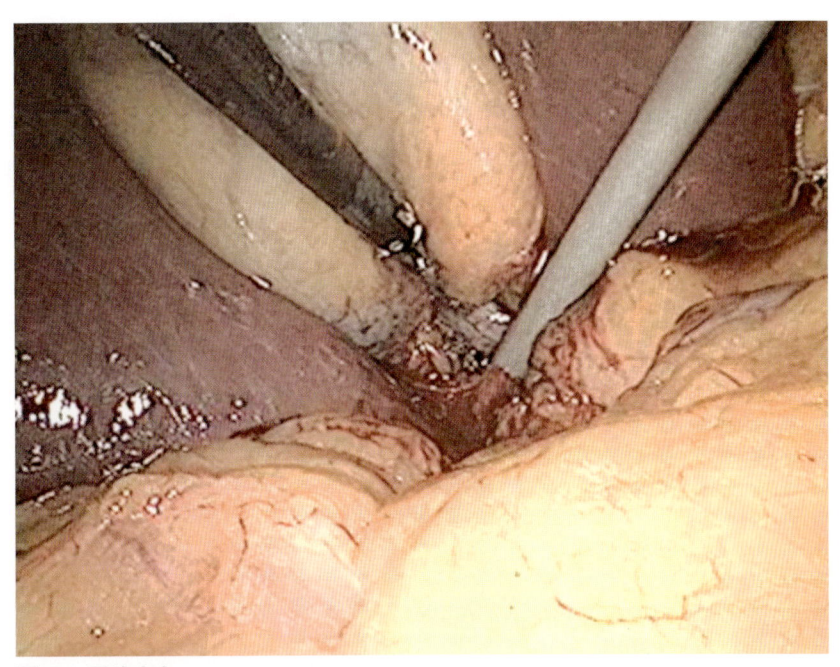

図25. 圧迫止血
Calot三角の剥離中出血をみたとき，頸部把持鉗子とSXからの吸引器で圧迫止血する．5〜10分押さえて止まらない出血はまずない

10）胆嚢床からの剥離

　胆嚢床から胆嚢を剥離する際のポイントは，MC把持鉗子すなわち術者の左手の動きにある。基本的には，MC鉗子で胆嚢管断端近くを持ち多方向に牽引しながら，胆嚢床の内側，中央，外側に胆嚢剥離線をうまく露出していく（**図26**）。カウンタートラクションのかかったもっとも剥離しやすいところで，胆嚢床の結合織を電気メスで切離していく。層を保って剥離すると，胆嚢漿膜下層がきれいに剝き出しになるように剥離されていく。左手鉗子は1カ所に長く静止させないで，臨機応変に把持位置を動かしながら，剥離層を展開していくわけである。胆嚢を切り離す直前の底部の剥離は，どちらかの鉗子で剥離線近くを持ち，腹側に引き上げるとテンションがかかり容易になる。

外側　　　　　　　　　　　　内側

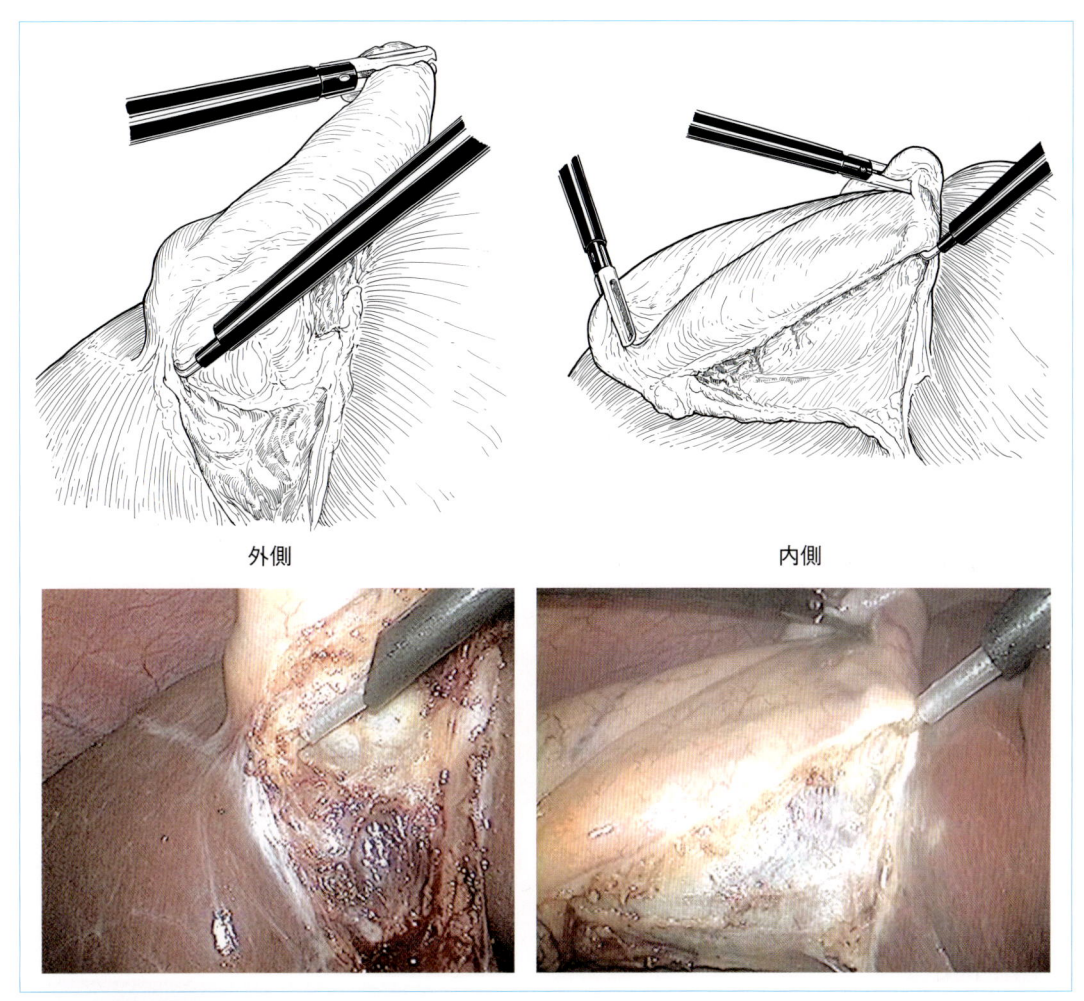

図26. 胆嚢床剝離
左手MC鉗子で胆嚢管断端近くを持ち，多方向に牽引する．牽引すると反対方向に現れる胆嚢床の内側，中央，外側の剝離すべき層がわかる．とくにカウンタートラクションのかかったもっとも剝離しやすいところで，胆嚢床の結合織を電気メスで切離していく

胆嚢床の結合織が軟らかく厚ければ，剥離は容易である。逆に，薄かったり硬かったりすれば，肝実質が剥き出しになりやすい。そのときは，実質に切り込まないように，ゆっくり丁寧に剥離を進める。遭遇する胆嚢床の出血は直ちに電気凝固するが，止まりにくいときは，やはり圧迫止血がよい。とくに，炎症例では血管増生が多いので注意する。

11) 胆嚢部分切除術（粘膜焼灼術，mucoclasis）について

急性胆嚢炎経過後例では，胆嚢壁が硬化肥厚や壊死状態にしばしば陥っている。その状態で胆嚢床剥離を強行すると，肝実質を損傷したり，出血多量になる危険性がある。そのようなとき，胆嚢床を無理に剥がさず遊離胆嚢壁だけを切除する，いわゆる胆嚢部分切除術（粘膜焼灼術）を行うことがある（図27）。露出した胆嚢床側の粘膜は電気メスで焼灼する。胆嚢癌が否定できれば安全でよい方法である。

12) 胆嚢の回収

摘出胆嚢は，ビニール回収袋に入れ臍孔（SU）から取り出すようにしている。2本の鉗子で袋口をしっかり開けた状態で胆嚢を袋内に入れ，口を閉める（図7）。AA鉗子で把持し袋の一部をSUトロッカー内に入れた後，腹腔鏡をトロッカーから抜く。袋が破れないようにゆっくりとSU孔から引き出す。摘出胆嚢や石が大きく出にくいときは，無理せず，白線を早めに切って創孔を大きくしたほうがよい。袋の破損による結石の散逸，胆汁による腹腔内汚染，そして腹壁創の汚染はくれぐれも避ける。切開腹壁創はしっかり縫合し，腹壁ヘルニアを防ぐ。

13) 洗浄ドレナージ

SUトロッカーを再挿入し再気腹する。胆嚢床，胆嚢管の断端を加温生理食塩水で洗浄しながら観察し，出血や胆汁の漏出のないことをよく確認する。凝血塊は吸引除去する。ペンローズドレーンをMC孔から胆嚢床部付近に留置する。100％胆汁漏出がないとは断定できないからである。術後6時間でもよいから留置し，胆汁漏出がないことを確認すべきである。ペンローズドレーンは1針皮膚に縫合固定し，安全ピンをつけておく。

14) 閉　創

トロッカーの抜去は，出血のもっとも多いSXから始める。抜去後，穿刺部に出血のないことを腹腔鏡で必ず確認する。動脈性出血があれば，鉗子で5分ほど圧迫止血する。止まらなければ，トロッカー創から直針で筋膜を縫合し止血する。SUトロッカー孔は腹膜筋膜閉鎖を2-0以上のモノフィラメント吸収糸で縫合閉鎖する。皮膚創は5-0吸収糸で埋没縫合する。SU創は1日ぐらい圧迫したほうがよい。

II．手術の実際　51

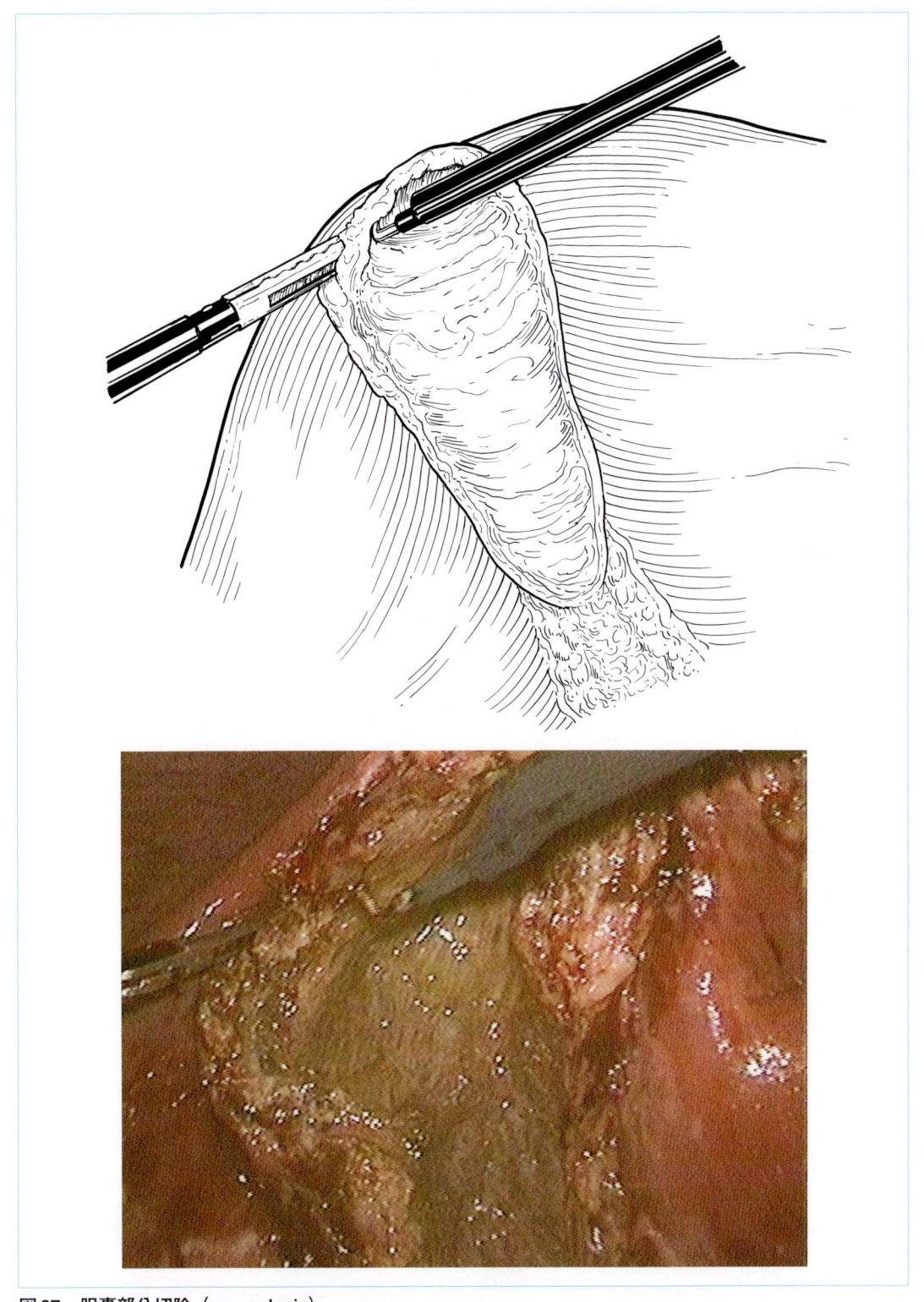

図27．胆嚢部分切除（mucoclasis）
胆嚢頸部と胆嚢床側壁を残して腹腔側胆嚢壁を切除する．胆嚢床壁の残存粘膜を電気焼灼する

2．腹腔鏡下総胆管結石手術（LCBDE）

　LCBDEのアプローチ法には，経胆嚢管法と胆管切開する方法の2つがある。経胆嚢管法は，胆管を無傷の状態のまま切石できることから，理想的な手術である。しかし，胆嚢管を利用することから自ずと制限があり，適応は胆管結石症例の40〜50％に限られよう。その選択基準は，術前胆道像，そしてIOC像から胆管結石が4個以内で，その最大径が8 mm以下のとき，としている（**表5**）。それ以外は胆管切開の適応となる。また，経胆嚢管法が不成功なときも胆管切開に術中変更されることがある[4]。

1）経胆嚢管法

　本法の一連の操作には，慎重で丁寧な手技，柔らかな手さばきが求められる。
　通常のLCと同じ4点法に加え，右鎖骨中線の外側に5 mmトロッカー（MCLトロッカー）を1本追加する（**図10**）。胆嚢管を剥離するが，やや長めに遊離する。胆嚢管遠位側にクリッピングし，そのすぐ近位側で小切開する。MCLトロッカーからの鉗子で頸部を把持しながら，MCトロッカーから造影鉗子を挿入して，カテーテルを経胆嚢管的に総胆管まで入れる。IOCで胆管，胆嚢管，結石の状態を十分観察し，本法の適応か否かを慎重に判断する。
　適応が決定されたならば，ガイドワイヤーを造影カテーテル経由で総胆管まで挿入する。ガイドワイヤーを残し，造影鉗子とカテーテルを抜去する。ガイドワイヤーに被せて，4 cm長6 mm径拡張用バルーンカテーテルを胆嚢管の全長におき，拡張する（**図28a**）。9気圧で3分間拡張する。インフレートは蒸留水を注入し行うが，ゆっくり入れ胆嚢管が裂けないように注意する。その後，バルーンカテーテルをデフレートし，ガイドワイヤーを残しながら抜去する。

表5．術式選択

- 経胆嚢管法：胆管結石が4個以下，径8 mm以下　肝側に結石がない
- 胆管切開：上記以外の症例　経胆嚢管法不成功例

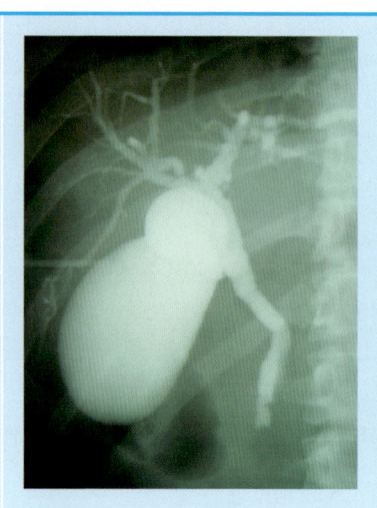

胆管末端に小結石がみられる。経胆嚢管法の格好の適応である

Ⅱ．手術の実際　53

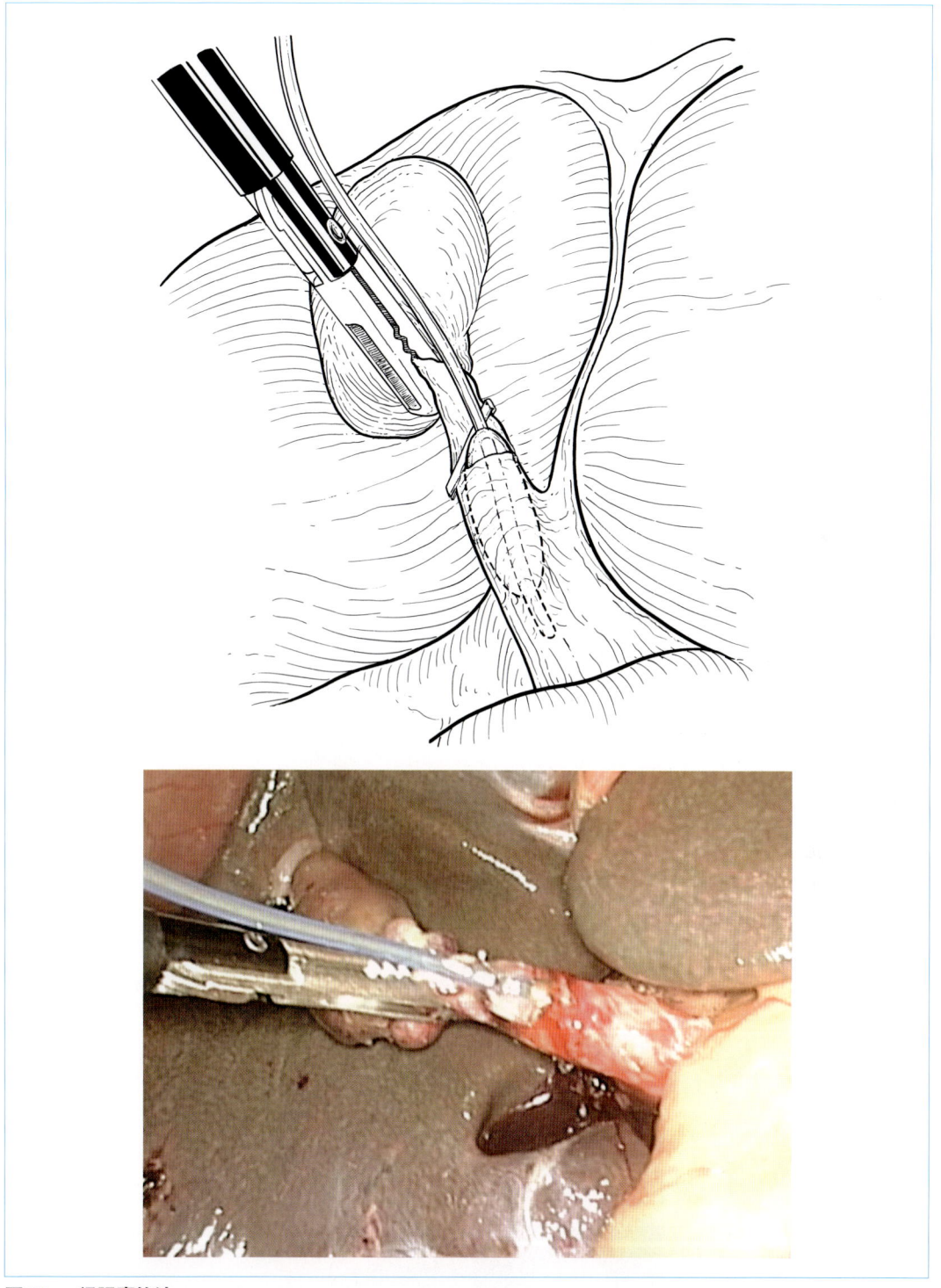

図28a．経胆嚢管法
ガイドワイヤーに被せて，4 cm長6 mm径拡張用バルーンカテーテルを胆嚢管の全長におき，これを拡張する。9気圧で3分間拡張する。インフレートは蒸留水を注入するが，ゆっくり入れ胆嚢管が裂けないようにする

細径胆道鏡（2.8mm）をガイドワイヤーに被せて総胆管まで挿入する（**図28b**）。ガイドワイヤーを抜去する。十分に生理食塩水で灌流しながら，胆道鏡をゆっくりと操作し胆管内を観察する。結石は，しばしば乳頭部に嵌頓気味になっている。生理食塩水を注入し，結石を，少し浮かし把持しやすい位置に移動させる。2～3Fr径のバスケットカテーテルを胆道鏡の鉗子孔へゆっくり挿入する。結石把持は，まずバスケットカテーテル先端を石の先に挿入し，バスケットを開く。バスケットを結石の横で細かく前後させ，結石を取り込むようにする（**図29**）。強く把持すると結石が壊れるので注意する。把持したら，石を胆道鏡のレンズ面に軽く接触させながら，胆道鏡ごと胆囊管から取り出す。この際，大きな結石を無理に引き出そうとすると，胆囊管にバスケットごと嵌頓することがあるので注意する。

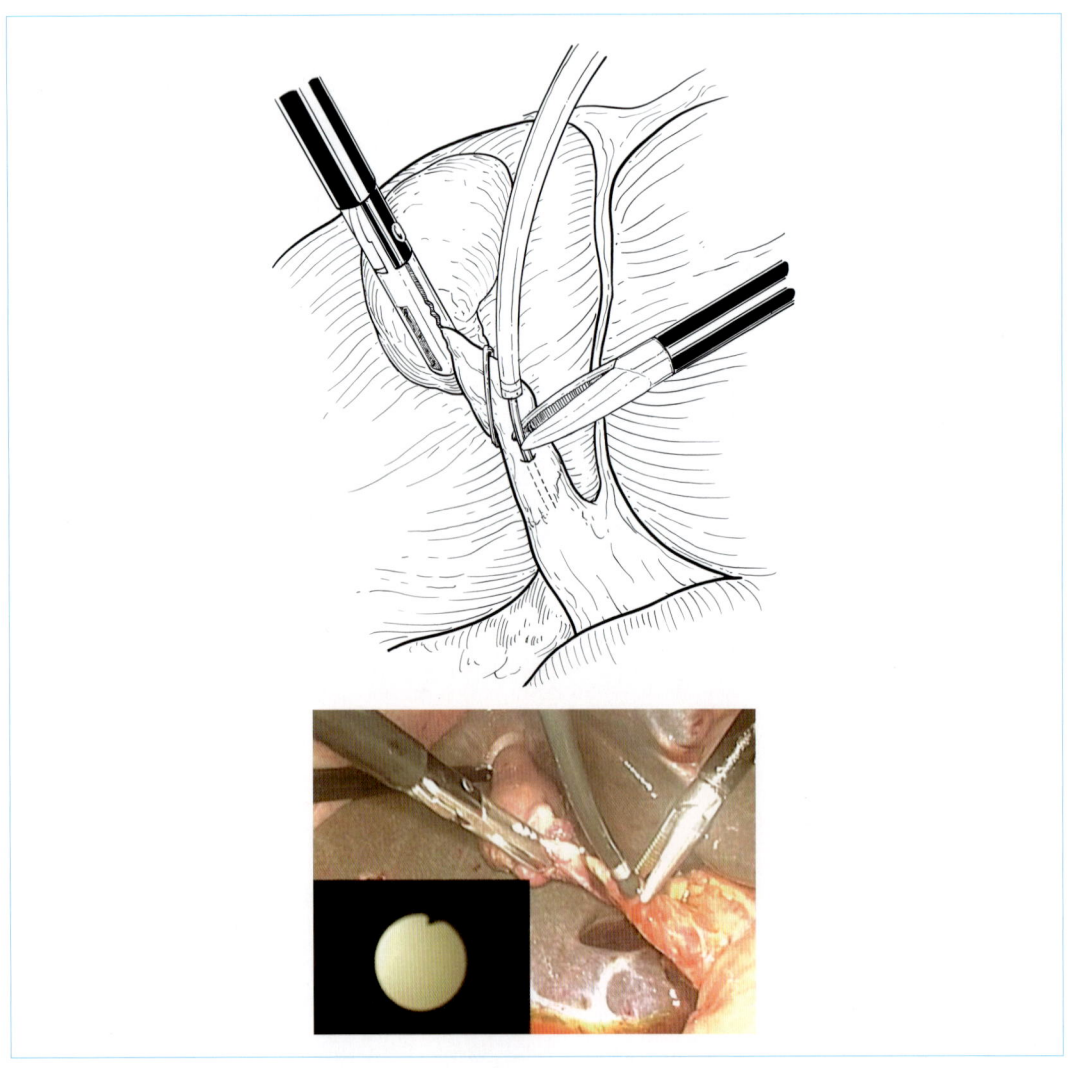

図28b．経胆囊管法
細径胆道鏡をガイドワイヤーに被せて総胆管まで挿入する。ガイドワイヤーを抜去する。十分に生食灌流しながら，胆道鏡をゆっくりと操作し胆管内を観察する

結石が乳頭部に嵌頓しており，バスケットの把持が難しいときは，電気水圧式破砕装置（EHL）を用いて砂状になるまで粉々に破砕し，乳頭部から流出させる。この際，破片の行方には十分注意する。除石したと思っても，さらに体位変換や洗浄を二度は繰り返し，結石遺残のないことを確認する。再度IOCを行う。遺残が危惧されるときや，胆管内にある結石滓や凝血塊が気になるときは，経胆囊管的にCチューブを留置する。方法は後述する。胆囊管の閉鎖はクリップか，エンドノットで結紮する。胆囊を摘出する。

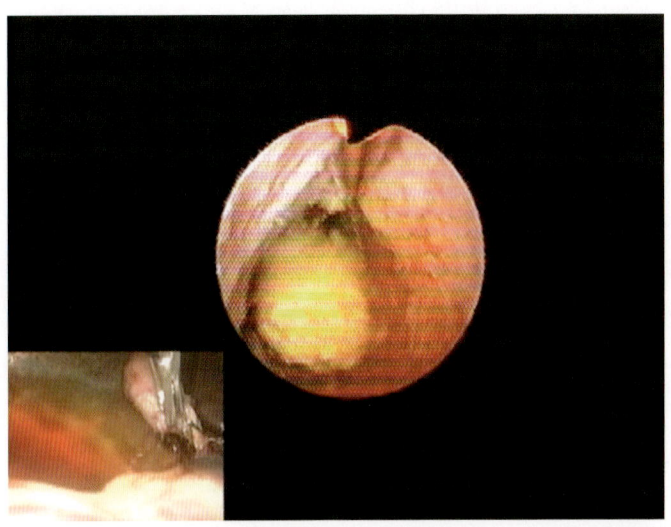

a：バスケットカテーテル先端を石の先に挿入し，バスケットを開く。バスケットを結石の横で細かく前後させ，結石を取り込むようにする

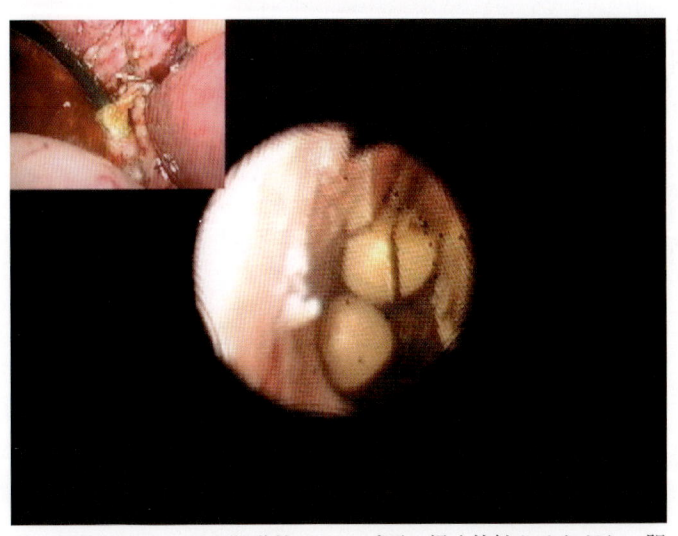

b：把持したら，石を胆道鏡のレンズ面に軽く接触させながら，胆道鏡ごと胆囊管から取り出す。強く把持すると結石が壊れるので注意する

図29．経胆囊管法：バスケット操作

2）胆管切開手技

（1）術野の展開

斜視鏡かフレキシブル腹腔鏡にて腹側から背側を見下ろし，肝十二指腸間膜を観察する。通常，拡張した総胆管が視認される（**図30**）。肝十二指腸間膜が狭く十分展開されていないときは，肝円索を針糸で左上腹部方向へ牽引し結紮すると，視野が開けることが多い[5)6)]。癒着で十二指腸が肝側に持ち上がっていることもある。このときは慎重に剥離し，十二指腸を尾側に落とす。また，右肝下面へ大網が癒着しているときも，これを剥離すると大網と横行結腸が尾側に下がり，総胆管周囲の視界がよくなることが多い。

経胆嚢管的にカテーテルを総胆管まで入れて，IOCをCアームX線透視下に行う。胆嚢管の走行や合流形態，胆管の拡張と走行，結石の位置，個数や大きさをよく観察し，本手術の適応を判断する。造影後，胆嚢管を切開部の近位側で仮クリップし一時閉鎖する。

（2）総胆管前面の露出

胆管切開の準備として，胆管の前壁を十分に露出することが大事である。肝十二指腸間膜内で総胆管を覆う漿膜を，三管合流部付近にて剥離していく（**図31**）。丁寧に通電止血しながら，漿膜そして漿膜下の結合織を切除するように胆管壁から剥離する。胆管切開の予定線から上下左右3〜4mm離れたところまで，楕円様に壁をきれいに露出する。総胆管の前面を胆嚢側に向かう胆嚢動脈があれば，動脈の分岐部に注意しながら，切開の邪魔にならないように切離する。

胃切除後例や急性胆嚢炎経過後例では，肝十二指腸間膜に癒着や線維化をきたし，胆管壁の露出に難渋することが少なくない。拡張した総胆管上で，止血をしっかりしながら慎重に少しずつ剥離していくとよい。

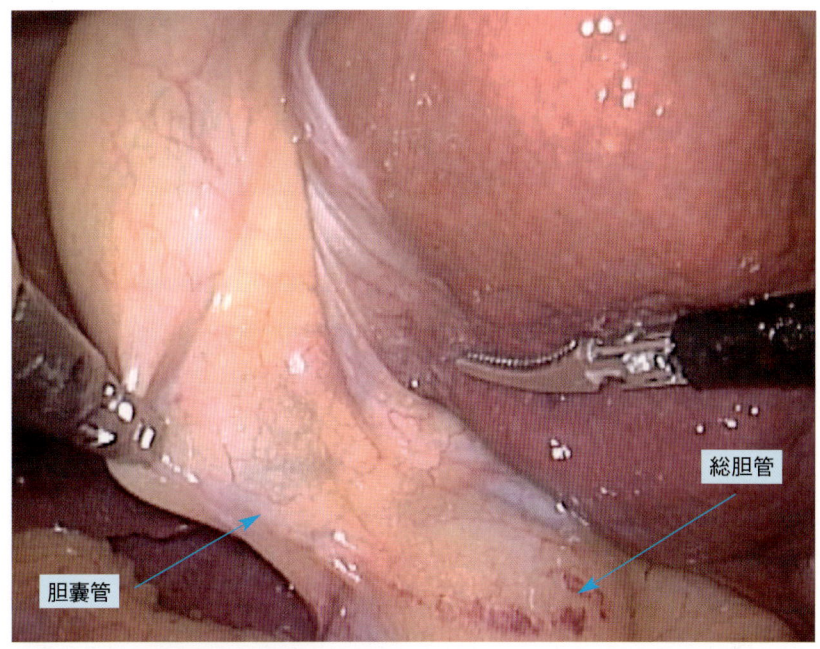

図30. 肝十二指腸間膜・総胆管の視認
斜視鏡かフレキシブル腹腔鏡にて腹側から背側を見下ろし，肝十二指腸間膜を観察する。通常，拡張した総胆管が視認される

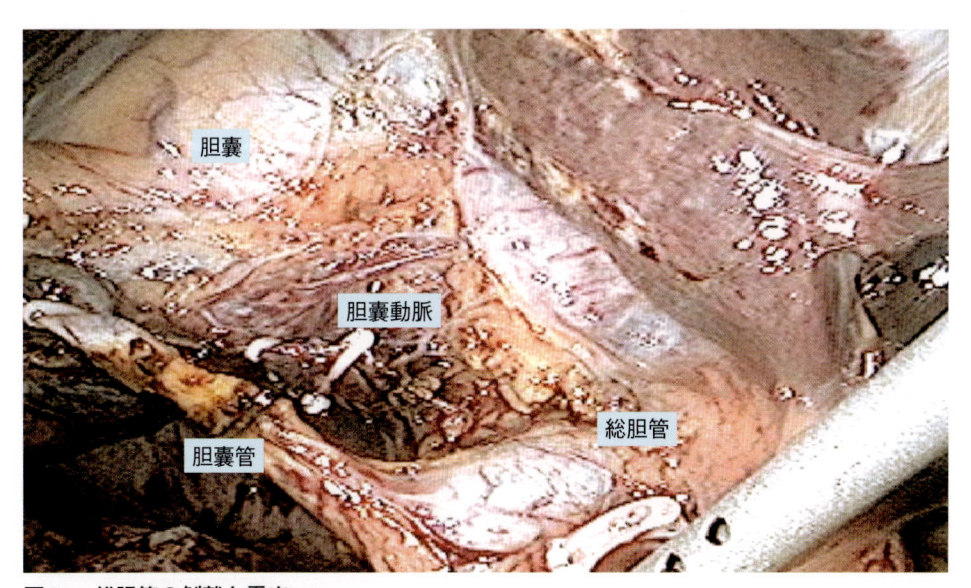

図31. 総胆管の剝離と露出
肝十二指腸間膜内で総胆管を覆う漿膜を，三管合流部付近にて剝離していく。丁寧に通電止血しながら，漿膜そして漿膜下の結合織を切除するように胆管壁から剝離する

(3) 胆管切開

　総胆管を腹腔鏡下鎌状メス（エンドスカルペル）にて縦切開する（**図32**）。切開方向は上下でも下上でもよいが，できるだけシャープに切る。切れのよい鋏を用いてもよいが，要は切開線をできるだけ直線化することにある。また，切開部位が外側に偏り，胆嚢管や三管合流部付近を切ってしまうことがあるので注意する。なお，切開前に本当に胆管であるのか不安があるときは，21ゲージ穿刺針で穿刺吸引し，胆汁の流出を確認するとよい。

　切開長は結石の大きさより広めにしたほうが，後の結石除去が楽になる。切開部からの出血は，圧迫止血によってほとんどは止血できる。それでも出血が続くときは，電気メスを用い出血部位を軽く触れる程度にピンポイントで焼灼する。

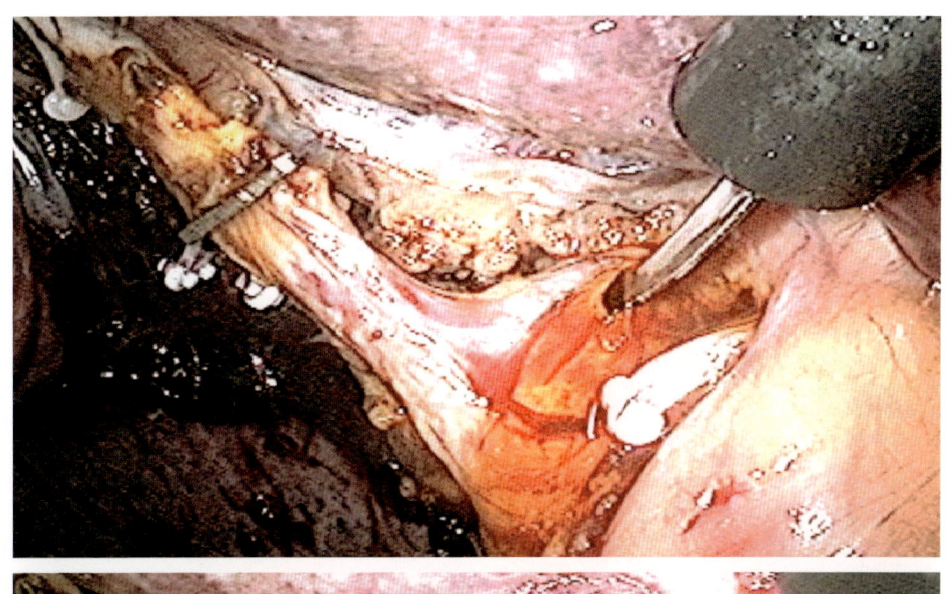

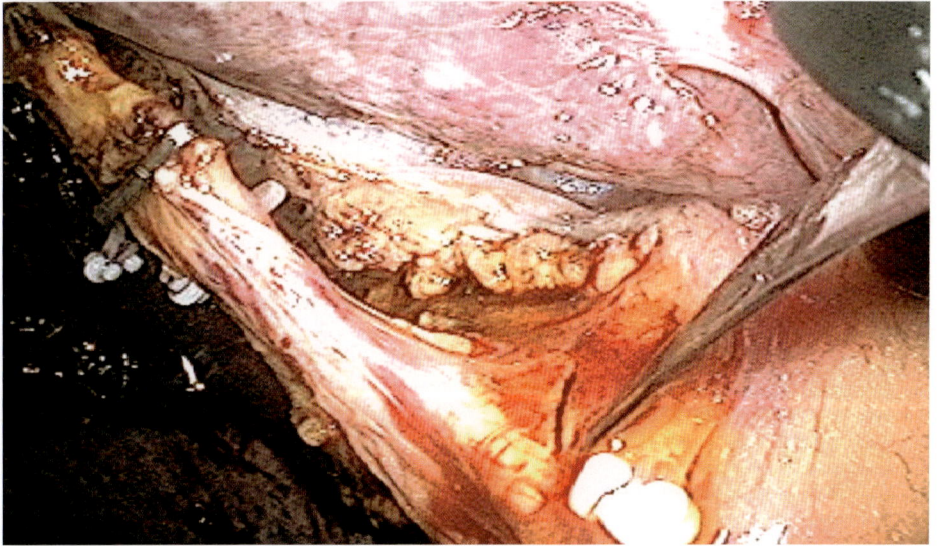

図32. 胆管切開
総胆管を腹腔鏡下鎌状メス（エンドスカルペル）にて縦切開する。切開方向は上下でも下上でもよいが，できるだけシャープに直線的に切る

(4) 結石除去と胆道鏡

胆管切開口から洗浄吸引器を用いて生理食塩水を注入し，結石の流出を図る（**図33**）。コレステロール胆石はしばしば簡単に流出してくる。次に，十二指腸側の総胆管と肝側胆管をそれぞれ鉗子で押すように圧迫して，結石を切開口近くに移動させる。切開口に近づいた結石を左右両側から鉗子で挟むようにして，切開口から搾り出す。出てきた結石は，直ちに10mm径のスプーン型結石除去鉗子で摘出するか（**図34**），回収袋に収納する。

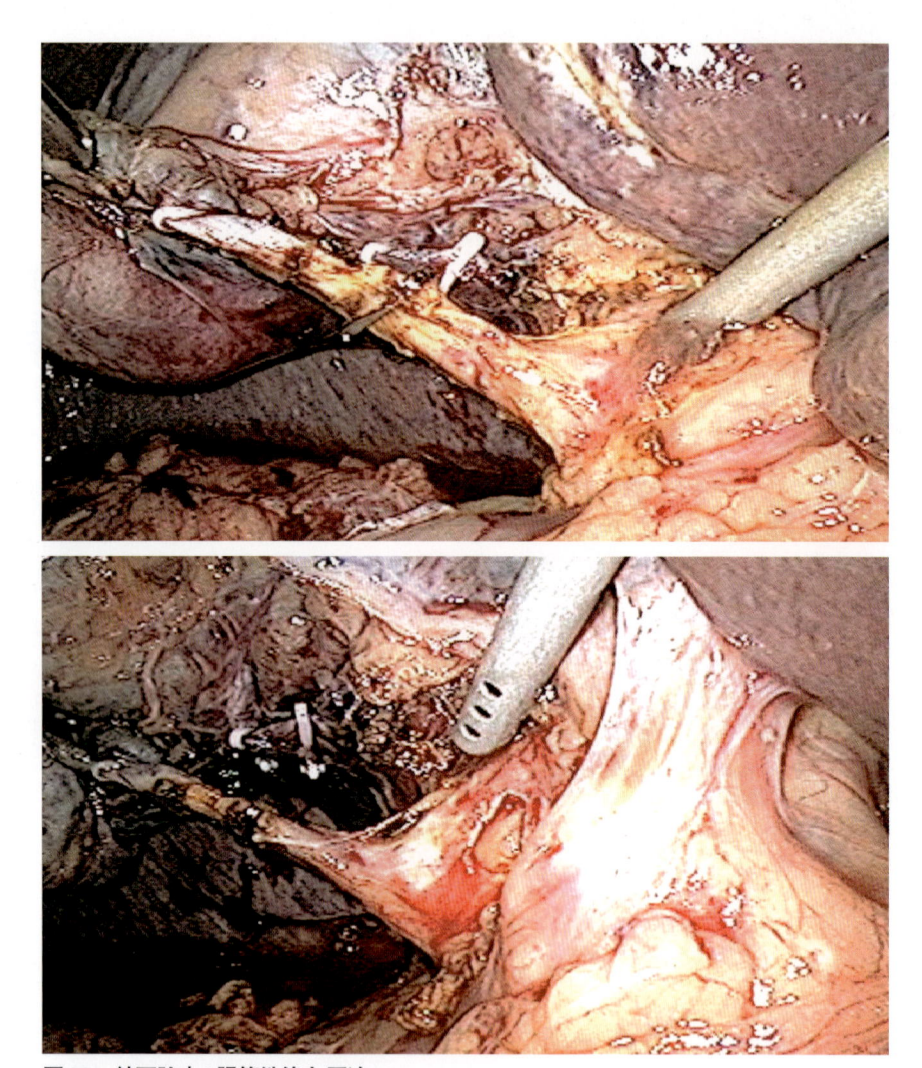

図33. 結石除去：胆管洗浄と圧迫
胆管切開口から洗浄吸引器を用い生理食塩水を注入し，まず結石の流出を図る。次に，十二指腸側の総胆管と肝側胆管をそれぞれ鉗子で押すように圧迫して，結石を切開口近くに移動させる

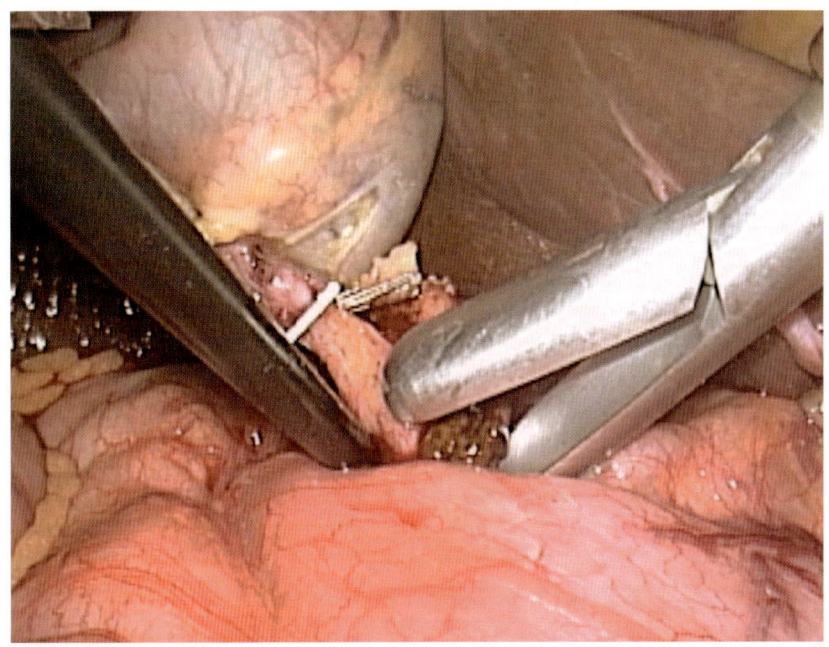

図34. 結石除去鉗子
切開口に近づいた結石を左右両側から鉗子で挟むようにして切開口から搾り出す。
出てきた結石は直ちに10mm径のスプーン型結石除去鉗子で回収する

その後，4.9mm径胆道鏡をSXトロッカーかMCトロッカーから，胆管内へ挿入する（**図35**）。SXトロッカー経由では，とくに十二指腸側胆管へ挿入しやすい。胆道鏡画像は必ずモニターに映し出す。モニター上picture in pictureが見やすい。

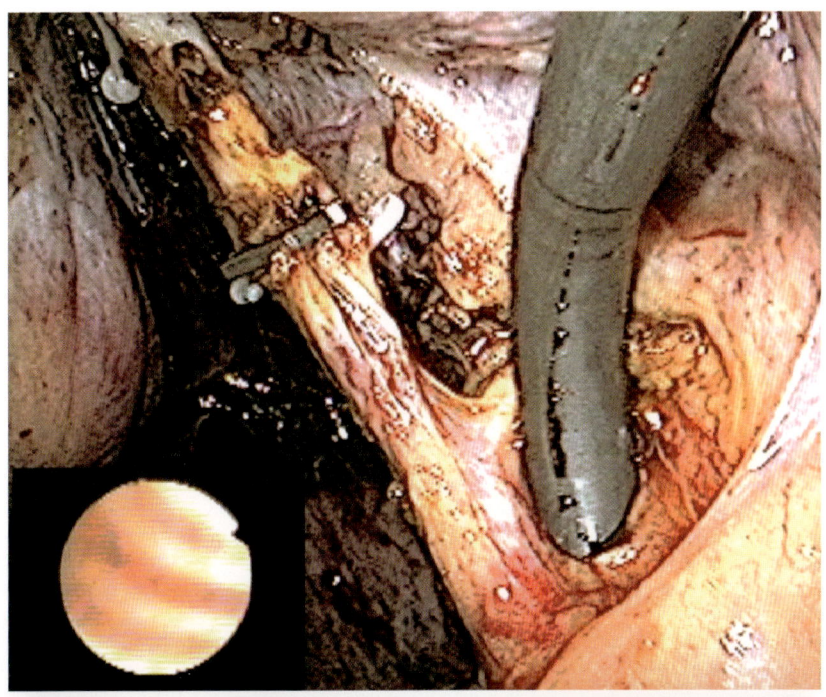

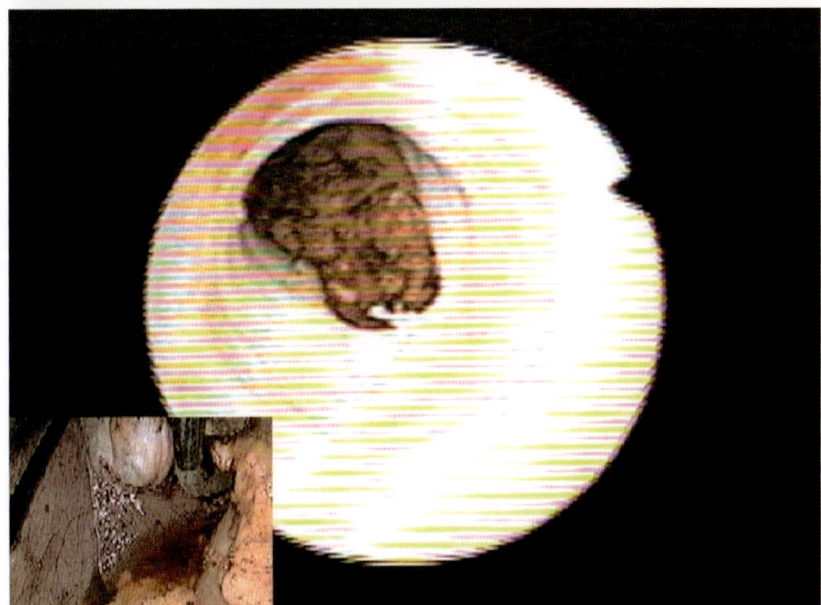

図35. 胆道鏡による結石除去（1）
4.9mm径胆道鏡をSXトロッカーかMCトロッカーから，胆管内へ挿入する。SXトロッカー経由では，十二指腸側胆管へ挿入しやすい。胆道鏡画像は必ずモニターに映し出す。モニター上picture in pictureが見やすい

バスケットは，3Fr以下のものと5Frを2本ずつ用意し，大小の結石に対処する。結石が多数で大きいときはバスケット把持が困難なときがあり，さらに太い6mm径胆道鏡が有効なことがある（**図36**）。十分な生食灌流ができるため，バスケット把持が容易になるからである。乳頭部に嵌頓しておりバスケットがその先に行かないときは，無理すると乳頭部のバスケット嵌頓をきたす心配があるので，EHLで結石を破砕する。この際，嵌頓が外れた時点で破砕を中止したほうがよい。

　最後に，結石がなくなったと思われても，さらに胆道鏡で肝側と十二指腸側を二度ずつ観察し，完全な除石に努めるようにする。

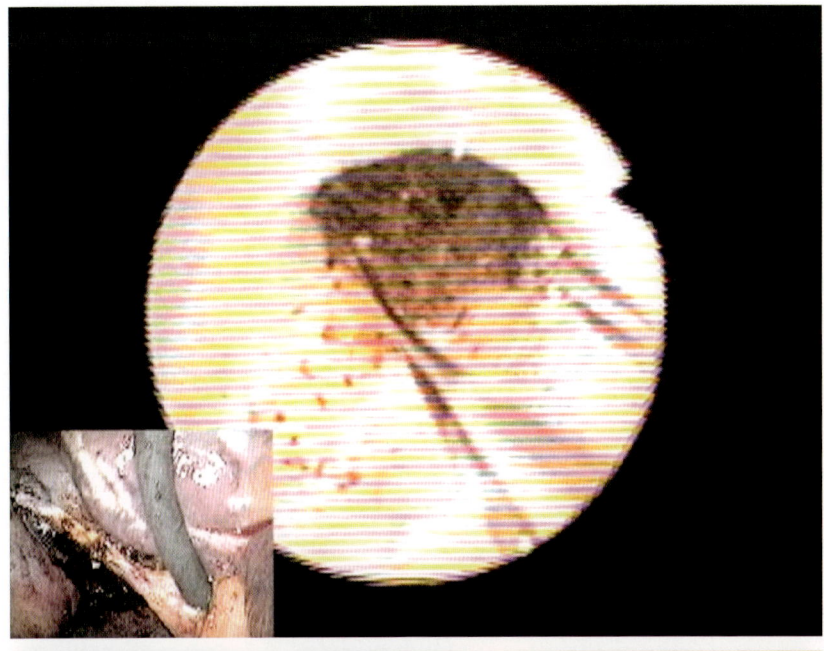

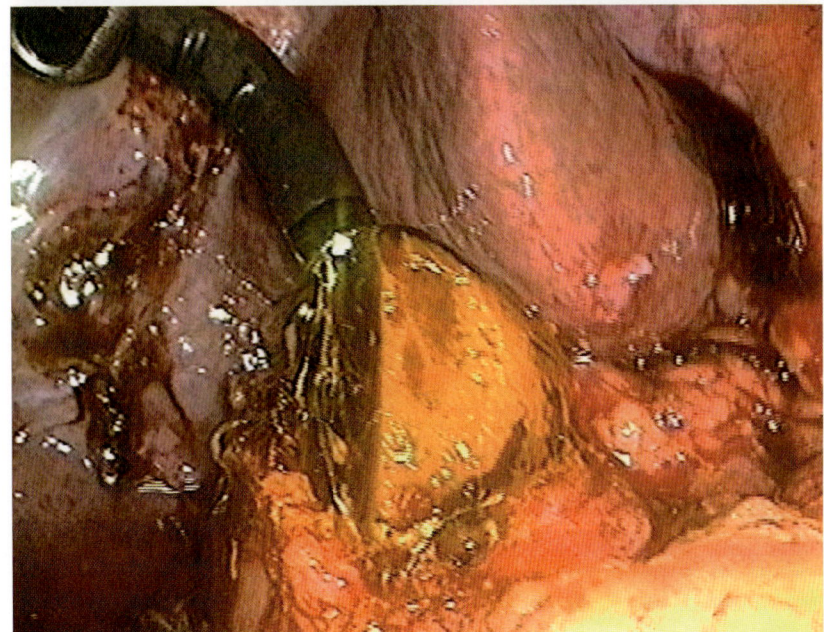

図36. 胆道鏡による結石除去（2）
バスケットは，3Frのものと5Frを2本ずつ用意し，大小の結石に対処する。結石が多数で大きいときは，さらに太い6 mm径胆道鏡が有効なことがある。十分な生食灌流ができるため，バスケット把持が容易になるからである

(5) 胆管切開部の縫合

　結節縫合と連続縫合のどちらかを選択する．一般に，連続縫合のほうが胆汁漏出が少ない．もちろん，本手術前に，術者は縫合結紮手技に十分習熟しておかなければならない．筆者らは，一期的に胆管を縫合閉鎖するときは，吸収性クリップのラプラタイ（エチコン社）を用いた連続縫合を行っている（**図37, 38**）．Tチューブを留置するときは，縫合長が短いため結節縫合としている．縫合糸は4-0または5-0吸収性糸を用いる．

　ラプラタイを用いた連続縫合は，12cm長の針糸の端にラプラタイを固定しアンカーとする．まず，針糸を腹腔内に落とす．丸針と持針器が同軸になるように針の根元を把持する．通常のSXトロッカーから持針器を扱うので，直角に針を把持するよりもこのほうが簡単に縫合できる（**図37a**）．これで肝側切離端からrunning sutureの形で縫っていく．内側切離縁そして外側縁をそれぞれすくうように縫合する．2針目からは，縫合した糸を左手鉗子で把持し軽く持ち上げながら縫合していく（**図37b**）．なお，体内結節縫合は同様に縫合し3回結びする．

　正しく縫合すれば術後胆管狭窄をきたすことはないことを，術者は肝に銘ずる必要がある．糸を極端にきつく締め上げたり，縫い代を極端に厚くしたり，縫合時に誤って胆管後壁に針を引っかけたりしなければ，術後狭窄になることはない．縫合線上で合わされている切離縁が，完全に外反になっていなくてもかまわない．また，縫合後に自然に胆汁が漏出してこなければ完了と判断してよい（**図38**）．

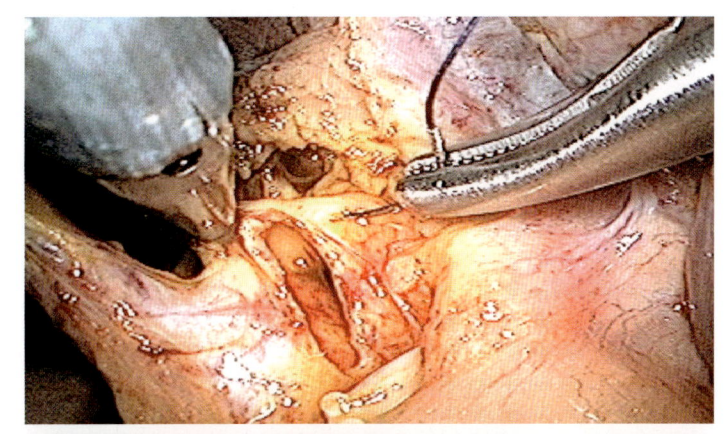

Ⅱ．手術の実際　　67

a：第1針目。ラプラタイを用いた連続縫合は，12cm長の針糸の端にラプラタイを固定しアンカーとする。丸針と持針器が同軸になるように針の根元を把持する。通常のSXトロッカーから持針器を扱うので，直角に針を把持するよりもこのほうが簡単に縫合できる

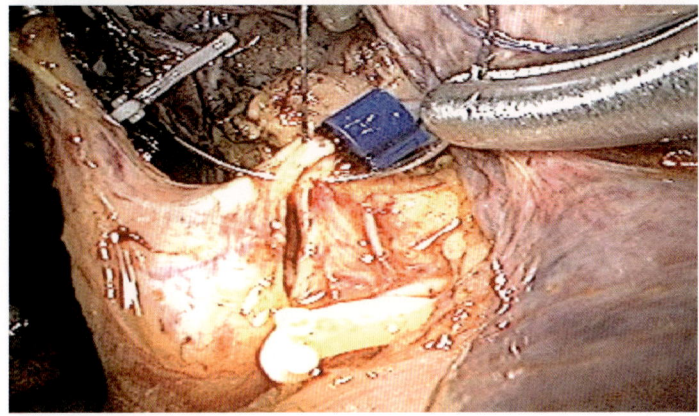

b：肝側切離端からrunning sutureの形で縫っていく。内側切離縁そして外側縁をそれぞれすくうように縫合する。2針目からは，縫合した糸を左手鉗子で把持し軽く持ち上げながら縫合していく

図37．胆管切開部縫合

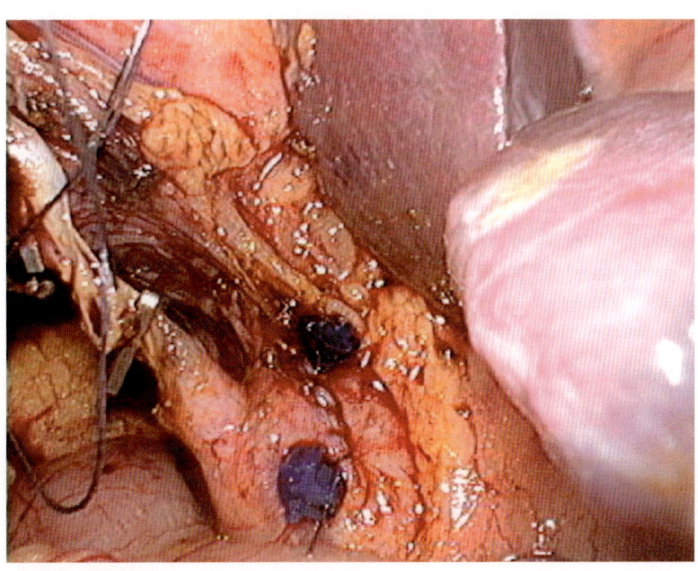

糸を極端にきつく締め上げたり，縫い代を極端に厚くしたり，縫合時に誤って胆管後壁に針を引っかけたりしなければ，術後狭窄になることはない。縫合した切離縁が完全に外反になっていなくてもかまわない。また，縫合後に胆汁が漏出しなければ完了したと判断してよい

図38．縫合終了

(6) 胆管ドレナージ

　胆管切開した後の胆管ドレナージには，Cチューブドレナージ，Tチューブドレナージおよびドレナージのない一期的縫合などの各方法がある（**図39**）。また，術前に挿入されているENBDやPTBDをそのまま留置することもある。胆管ドレナージの選択をどうするかは，術前に決めておいたほうがよい[7]。

　筆者らは，術中に完全切石が確信できる例では，一期的縫合後，基本的にCチューブドレナージを行うようにしている。とくに胆管高度拡張例，ビリルビンカルシウム石例などで胆管内に胆泥や粘液が残存する症例や胆汁漏出を絶対に避けたいとき，そして術後胆道造影が必要と考えるときは，ぜひCチューブを追加すべきである。しかし，Cチューブを入れずに良好な結果を得ている報告もある。胆管結石が多数の場合などで，切石が不確実で遺残が危惧されるときは，術後切石ルートが確保できるTチューブを留置するとよい。

　Cチューブ設置は，切開部を縫合閉鎖後に，5～6Frのチューブを経胆嚢管的に総胆管まで入れ，術後胆管ドレナージとする。筆者らは，北野の開発したCチューブセットを愛用している。これは腹壁穿刺針，5Frのチューブと弾力性のある3-0エラスティック縫合糸（松田医科）からなっている。

Tチューブ　　　　　　　　Cチューブ

PTBD

ENBD　　　　　　　　一期的縫合　無ドレナージ

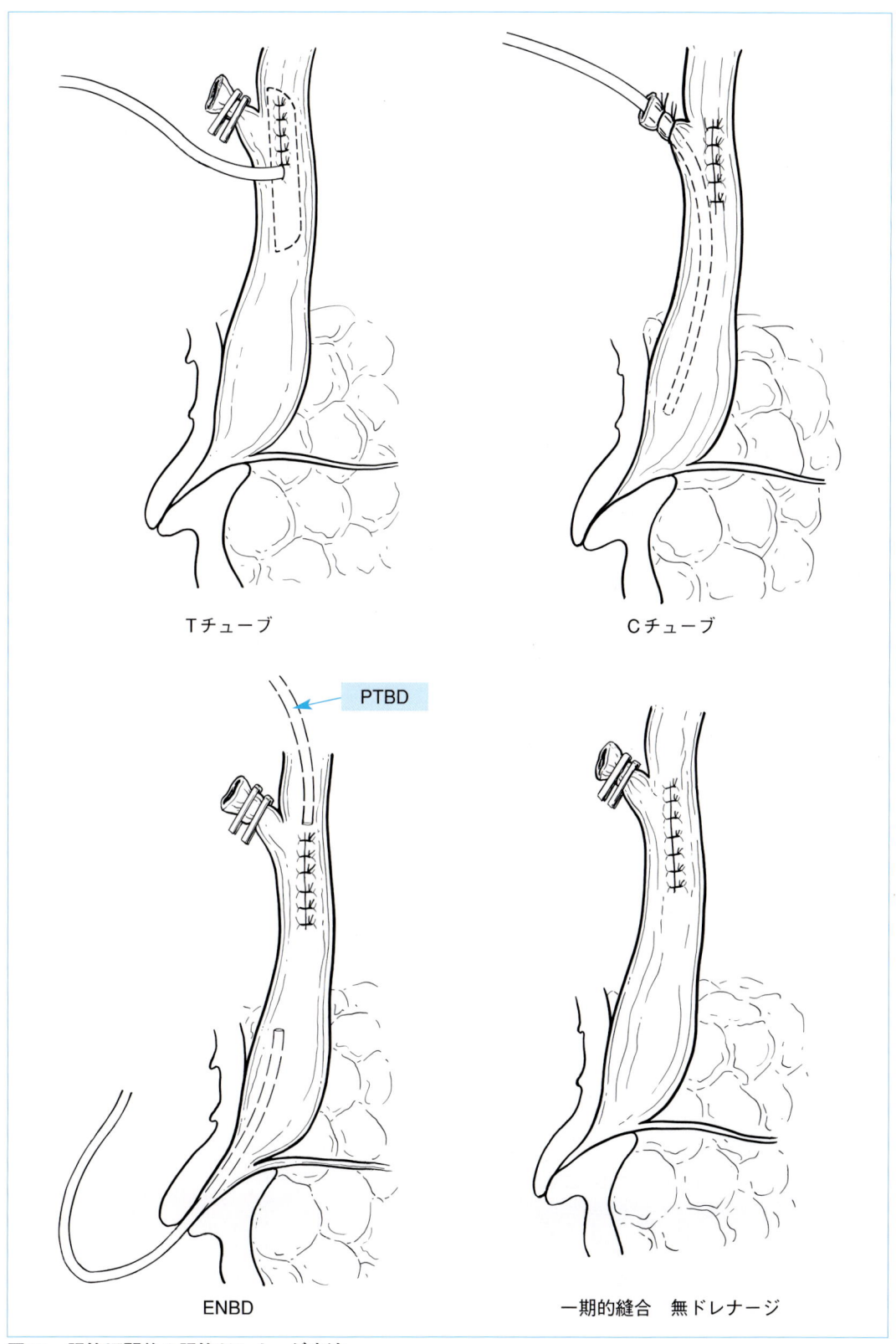

図39. 胆管切開後の胆管ドレナージ方法

手技は，右側腹壁を穿刺し，外套チューブを通してCチューブを腹腔内に入れる。IOCでの胆嚢管切開部よりチューブを5 cmほど挿入する。チューブ挿入部をMCLトロッカー鉗子で把持する。胆嚢管の近位側に，輪にしたエラスティック縫合糸を巻き，輪に通す。糸を締め上げるように引きながら，クリップで糸を固定する（図40）。エラスティック縫合糸をもう1本同様に巻きつける。チューブの他端は腹壁を通し体外にあるが，胆汁の自然流出のあることを確認する。胆嚢管から腹壁までは，ある程度遊びがないと術後の体動で抜けることがある（図41）。1週間以内にチューブを抜去したときは，エラスティック縫合糸の弾性によって胆嚢管は閉鎖される。

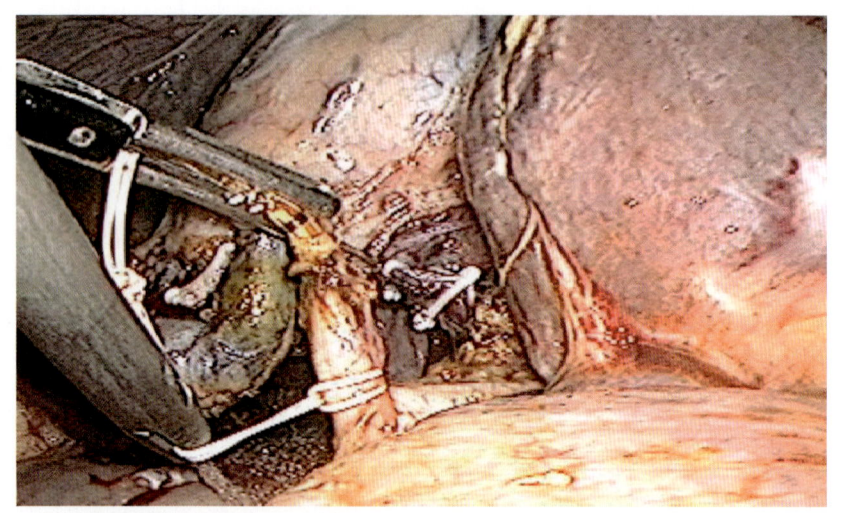

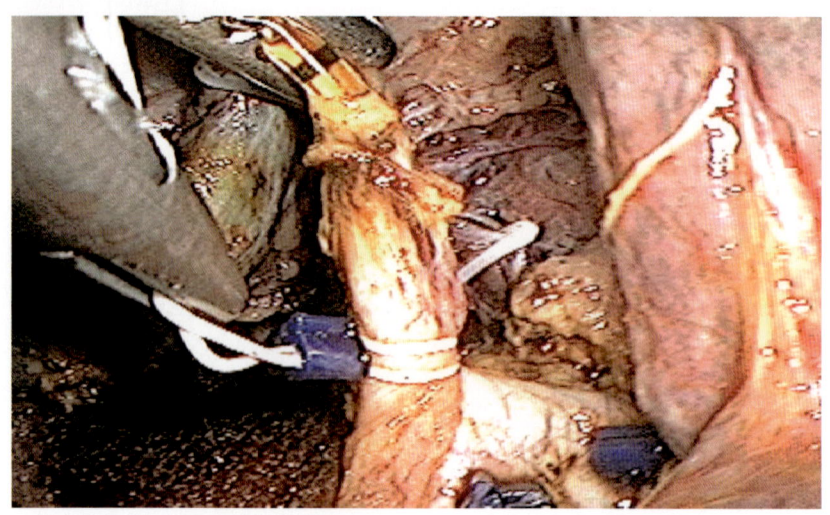

a：胆嚢管切開部よりチューブを5 cmほど挿入する。チューブ挿入部をMCLトロッカー鉗子で把持する。胆嚢管の近位側に，輪にしたエラスティック縫合糸を巻き輪に通す

b：糸を締め上げるように引きながらクリップで糸を固定する。エラスティック縫合糸をもう1本同様に巻きつける

図40．Cチューブ設置（1）

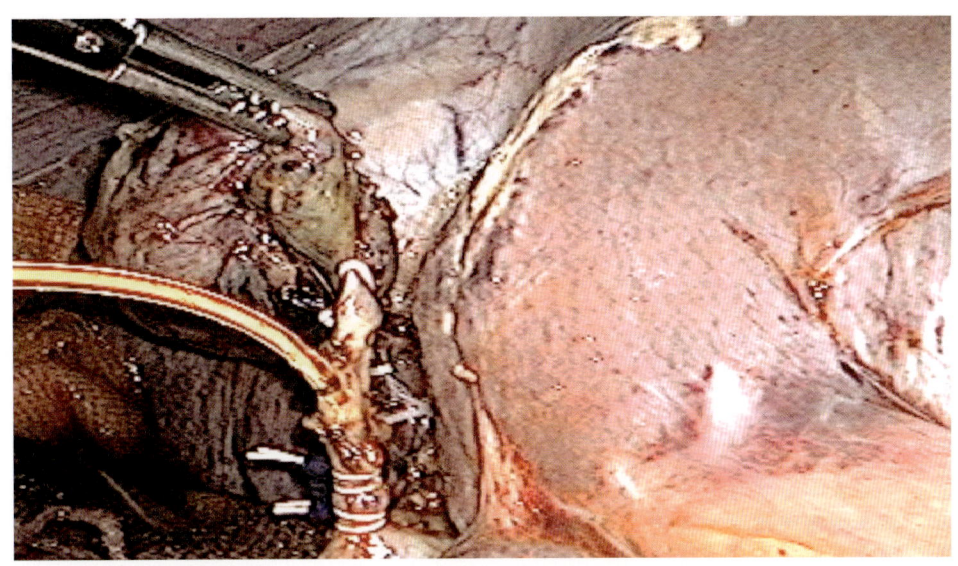

II. 手術の実際　71

a：Cチューブ固定が終了

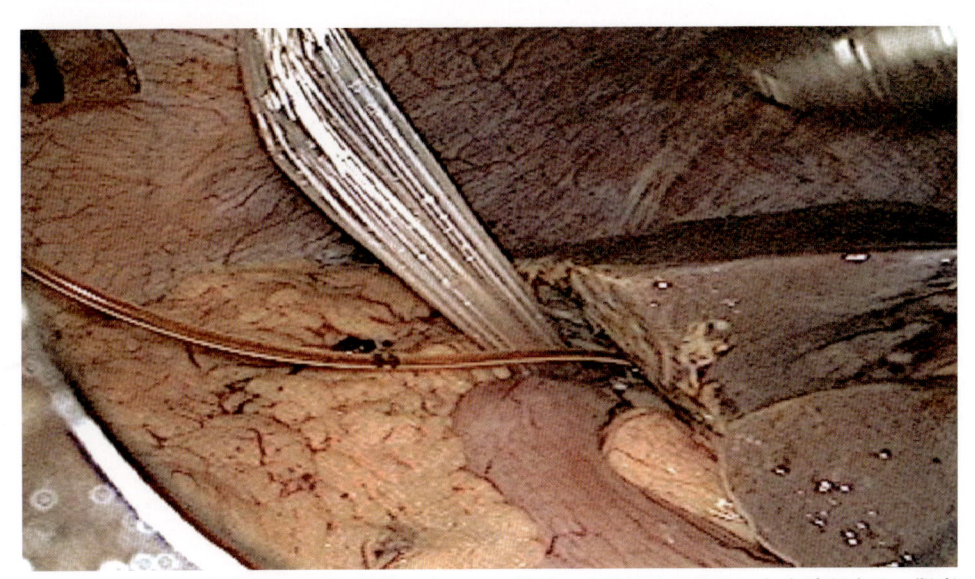

b：チューブの他端は腹壁を通し体外にあるが，胆汁の自然流出のあることを確認する。胆嚢管から腹壁まではある程度遊びがないと術後の体動で抜けることがある

図41．Cチューブ設置（2）

Cチューブをしっかり固定したいとき，エラスティック縫合糸を胆嚢管に巻きつけることができないときは，5-0吸収糸で胆嚢管ともどもCチューブを結紮固定する。3週間ほどで糸は切れる。チューブの深さは胆嚢管切開部から5 cm挿入するのがよい。胆汁流出のないときはパンピングする。深すぎると乳頭部に先端が入り込んだり，浅すぎると簡単にチューブが胆嚢管内まで抜けて流出が不良になることがある。

　Tチューブは，胆管切開切石後，遺残結石の可能性があるときや縫合後の胆管狭窄が危惧されるときなどに留置される。Tチューブ（Rüsch社）の径の選択は，胆管拡張が乏しいときは5 mm径のものを，胆管拡張が明らかなものには6 mm径か7 mm径を使用する。手技としては，胆管内に挿入するTバー部を，底を切り細長くする。誘導管は15cm長にし，Tチューブ全体を腹腔内に入れる。Tバー部分の一端を胆管切開の十二指腸側に挿入した後，他端を鉗子で把持し，ゆっくり肝側の胆管切開部内に挿入する（**図42**）。Tチューブバーが，胆管内にきちんと入り込んでいることを確認する。

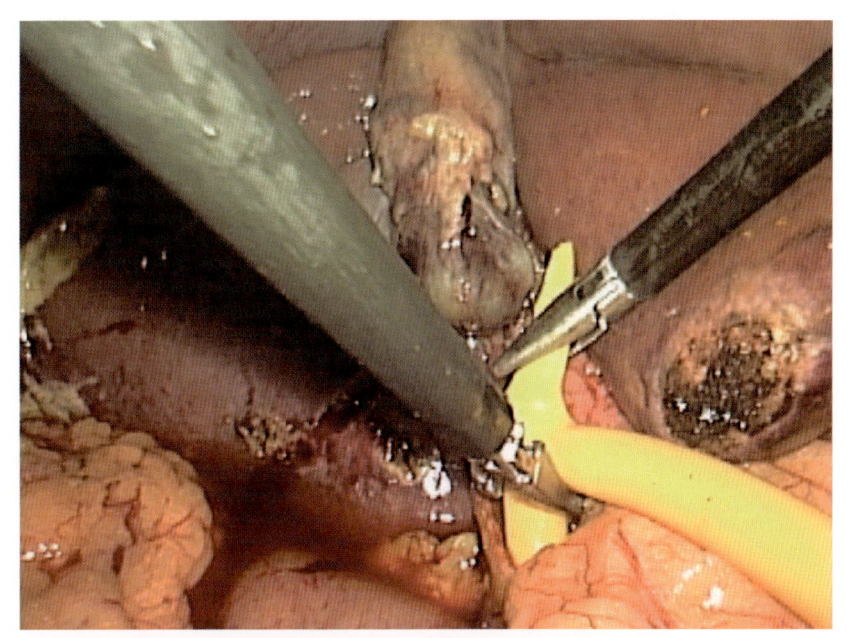

a：Tバー部分の一端を胆管切開の十二指腸側に挿入する

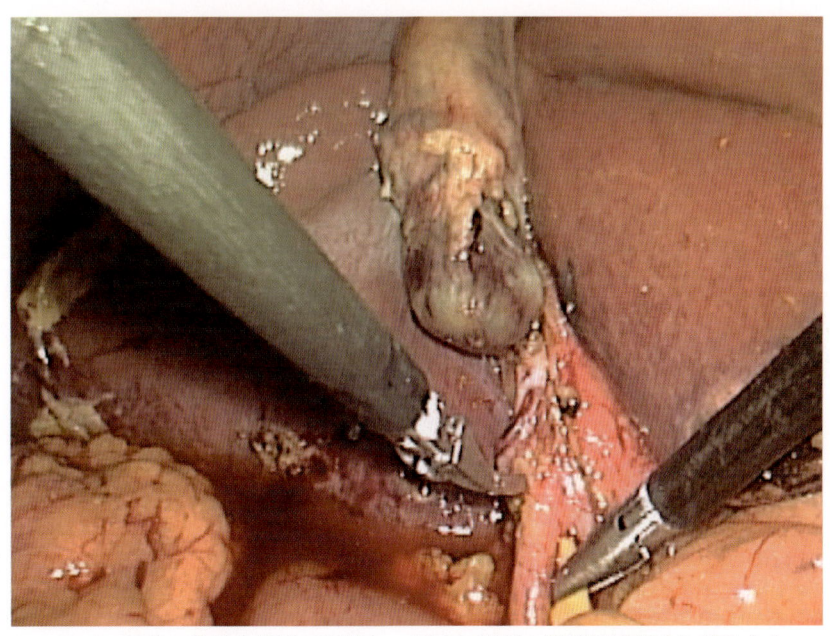

b：Tバー部分の他端を鉗子で把持し，慎重に肝側の胆管切開部内に挿入する

図42. Tチューブ設置（1）

胆管切開部の縫合は，原則的にTチューブを十二指腸側に押しやり，肝側から縫合していく（**図43**）。通常2針から5針縫合を要する。Tチューブ周囲を縫う最終糸はいくぶんタイトに縫合する。縫合後，MCトロッカー創から体外に誘導管を引き出し，生理食塩水を10m*l*ほど注入しリークのないことを確認する。

（7）胆嚢摘出

　胆嚢を摘出した後，腹腔内を生理食塩水で十分洗浄する。結石やその細片の散逸にはくれぐれも注意する。とくに，胆管結石の腹腔内遺残は腹腔内膿瘍の原因となりやすいからである。腹腔内ドレーンは，8mm幅のペンローズドレーンをMCLトロッカー創から右肝下面に置く。胆道鏡や洗浄で生理食塩水が多量に腹腔内に残っているときは，AAトロッカーからもう1本留置する。

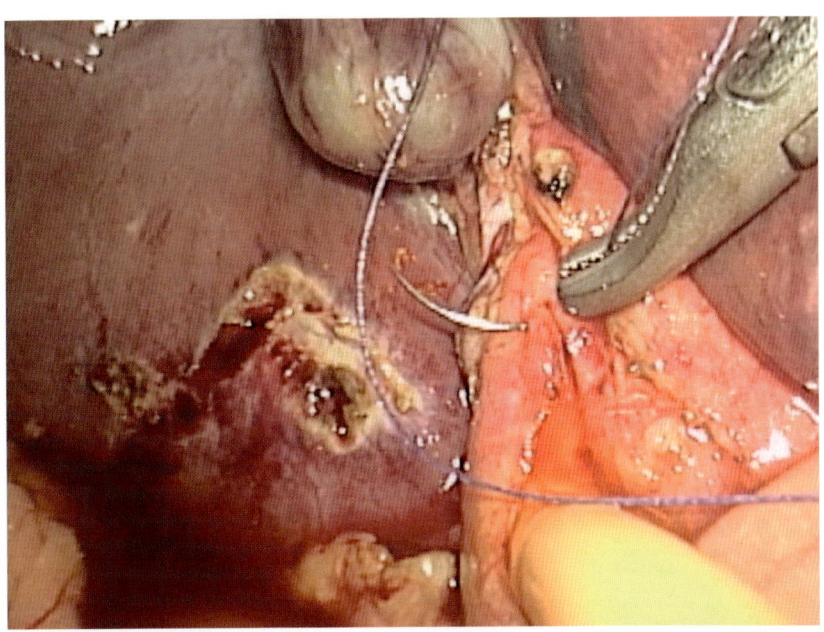

a：第1針の結節縫合：Tチューブを十二指腸側に押しやり肝側から縫合していく

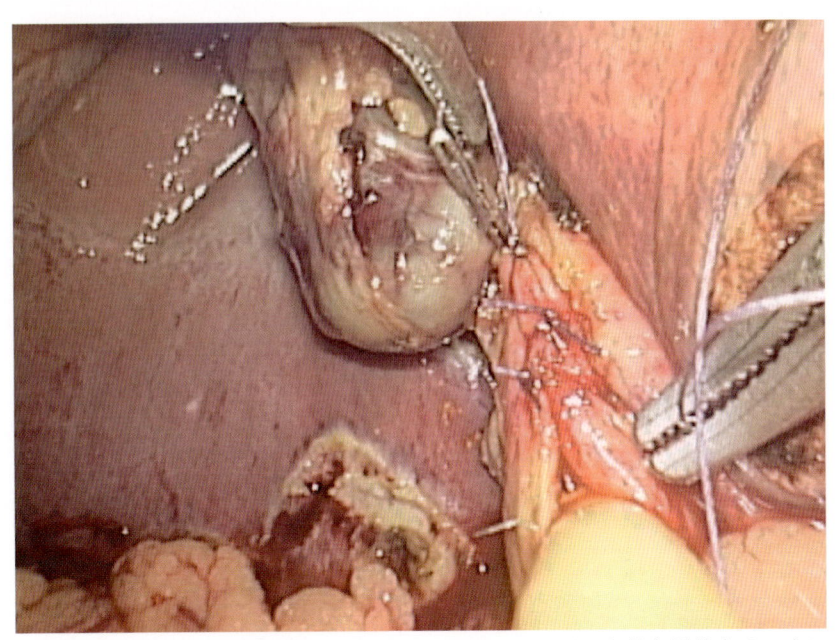

b：通常2針から5針結節縫合を要する。Tチューブ周囲を縫う最終糸はいくぶんタイトに縫合する

図43. Tチューブ設置（2）

III.
トラブルシューティング

Ⅲ．トラブルシューティング

1．腹腔鏡下胆囊摘出術（LC）

1）大網の癒着が強固で剥離が困難なとき

　癒着が胆囊全体に及び，剥離しても癒着が硬いと感じたときは，すぐ開腹移行したほうがよい。これは急性胆囊炎時に，膿が胆囊外に漏出し硬い癒着を形成したためで，以後のすべての手技が困難を極める可能性が高いからである。また，胃切除後例で急性胆囊炎を合併した場合，胆囊への癒着が強いときは手術時間が相当延長することが予想される。開腹移行の決断はとくに早めにすべきである。

2）Calot三角の剥離が困難なとき

　胆囊漿膜切離を，頸部から内側・外側に可及的に行う。頸部の近位側で鈍的剥離を始め，Calot三角を少しずつ剥離していく。頸部の遊離をめざす。とくに，Calot三角の外側剥離を徹底することが大事である。吸引管を用いて，こすりながら吸引剥離を繰り返す操作は，安全で解剖も明瞭になり有効なことが多い。胆囊動脈，右肝動脈や総肝管の位置関係に注意する。出血があれば，基本的に圧迫で確実に止める。
　どうしても胆囊管や頸部を遊離できないときは，胆囊頸部を電気メスで切開する。結石があれば取り出す。造影カテーテルを頸部切開創から胆囊管方向に挿入し，胆道造影を試みる。造影に異常がないときは，胆囊遊離壁だけを切除し，結石を回収して，胆囊部分切除する（図27，p.51）。その際，できればCチューブを留置したほうがよい。しかしながら，Calot三角周囲の解剖がまったく不明なとき，造影できないとき，あるいは胆囊癌が疑われるときは，躊躇なく開腹移行すべきである。

3）術中造影ができないとき

　胆囊管の近位側の剥離が不十分であることが多い。剥離を追加する。だめなら胆囊管をさらに近位側で再切開する。他種の造影カテーテルに変えてみる。どうしても胆道造影が必要なときの最終手段としては，細い穿刺針で総胆管を穿刺し造影する。

表6. 胆汁漏出の原因

1	肝外胆管や胆囊管の小さな損傷
2	いわゆる副肝管損傷
3	胆囊管の不完全結紮
4	肝床部での肝内胆管の損傷
5	胆管の広範な損傷，胆管離断，胆管閉塞などの大胆管損傷
6	術前経皮経肝ドレーン留置部からの胆汁漏出

4）胆汁漏出

胆汁漏出の原因はさまざまである（**表6**）。胆汁漏出をみたとき，まず周囲組織の剥離を十分行い，流出部の発見に努める。胆囊管の近位側からの漏出が多い。胆囊管からであれば，無理なくクリップで閉鎖できるかを検討する。胆囊管基部の損傷や胆管のピンホール損傷のときは，縫合技術に自信があれば4-0吸収糸で縫合閉鎖を行う。その後，Cチューブを留置する。もし，胆汁漏出がそれでも続く，あるいは縫合で胆管狭窄の可能性があるときは，速やかに開腹し修復する。

5）胆管損傷

ピンホールか小さな裂孔程度の損傷を除き，基本的には開腹し修復する。腹腔鏡下手術での縫合技術を過信してはならない。まず裂傷や小さく切開した程度の損傷では，縫合閉鎖しCチューブ留置かTチューブ設置を行う。縫合によって術後胆管狭窄が危惧されるときは，TチューブかRTBDチューブがよいであろう。半周以上，完全離断時の修復法は後述する。なお，術者は胆道開腹手術の経験豊富な外科医にすべきである。

6）胆囊管にクリップがかからないとき

前述したように，胆囊管が剥離不十分で漏斗部や頸部にかけていることが多い。太いときの閉鎖はエンドノットなどで結紮するか，12mm径クリップで行う。ただし，結紮の前にIOCをして，結紮の位置を確認しておくべきである。

2．腹腔鏡下総胆管結石手術（LCBDE）

1）胆管結石が取れないとき

　4.9mm径胆道鏡より6mm径のほうが結石を取りやすい。生理食塩水による灌流が増加し，胆道鏡の視野が良好になるからである。また，EHLも用意しておくべきである。なお，術中に胆管結石が腹腔鏡下で取れない場合，遺残のままTチューブを入れ術後除石するか，開腹移行して取るか，術後内視鏡治療で取るかは，術前に方針を決めておく。

2）縫合部からの胆汁漏出

　洗浄で漏出部を同定する。結節縫合を追加する。

3）Cチューブが入らないとき

　胆嚢管を，近位側にさらに剝離する。または，総胆管近くでもう一度切開すれば，だいたい挿入可能となる。ただし，この場合，エラスティック縫合糸が使えなくなることがあり，吸収糸で胆嚢管に結紮してチューブを固定する。だめなら，Tチューブを留置する。

4）Tチューブが入らないとき

　切開部を広げる。

IV. 術後合併症と対策

Ⅳ. 術後合併症と対策

基本的にLC，LCBDEともほぼ同じ合併症であり，ここでは一括して記載する（表7）。

1．胆汁漏出

胆汁漏出の原因としては，①肝外胆管，胆囊管の小さな損傷，②いわゆる副肝管損傷，③胆囊管の不完全な結紮，④肝床部剝離面での肝内胆管の損傷，⑤胆管の広範な損傷，胆管離断，胆管閉塞などの，いわゆる大胆管損傷，⑥まれではあるが術前PTGBDチューブ抜去部の肝からの胆汁漏出，などがある。

まず，高度の肝機能障害，腹膜炎，胆汁性大量腹水などの重大な事態に至っておらず，大胆管損傷の心当たりもないときは，ドレーンパウチを張り経過観察する。胆汁漏出のほとんどは1～3日で自然に止まる。その間は歩行を禁止する。5日目でも漏出がみられるときはERCPかDIC-3D-CTを行う。ほとんどの症例で胆汁漏出部位が確認できる。大胆管損傷でなければENBDを挿入し，胆管の減圧を図る。通常速やかに止まり，数日で完全に塞がることが多い（図44）。

2．胆管損傷

前述のように全身状態が不良な場合は，ドレナージなどの緊急処置が優先されなければならない。しかし，胆管損傷の修復には，まず損傷の状態を正確に把握する必要がある。修復方法は慎重に選択すべきで，早計に決めてはならない。治療選択の誤りは，生涯にわたる後遺症を残す危険性があるからである。まず，胆管損傷の程度をERCPでみてみる。PTBDも追加すれば，胆管損傷をより詳細に把握できよう。

多少大きな裂傷や切開損傷でも，ENBDチューブが損傷部上流の肝内胆管まで留置できれば，それで治癒までもっていけることが多い（図44）。広範囲損傷や完全離断などの大損傷，消化器内視鏡ルート，そして経皮経肝ルートを用いたinterventional radiologyの処置で治まらない損傷には，外科治療が必要となる。

外科治療としては，完全離断に至っていない肝外胆管損傷に対しては，縫合閉鎖できるときはRTBDチューブを留置する。または近くで胆管切開し，Tチューブバー部を縫合部のステントとして留置する。術後胆管狭窄が危惧されるときは，ステントとして3カ月以上の長期間にわたるチューブ留置が必要になる。完全離断のときは，両側胆管断端を近寄せることができ，新鮮創で縫合できそうなときは，端々縫合をしRTBDチューブを置

表7. 術後合併症

- 胆汁漏出
- 胆管損傷
- 胆管狭窄
- 肺合併症：肺塞栓，無気肺
- 腹腔内感染症
- 肝機能障害，高アミラーゼ血症
- 遺残結石

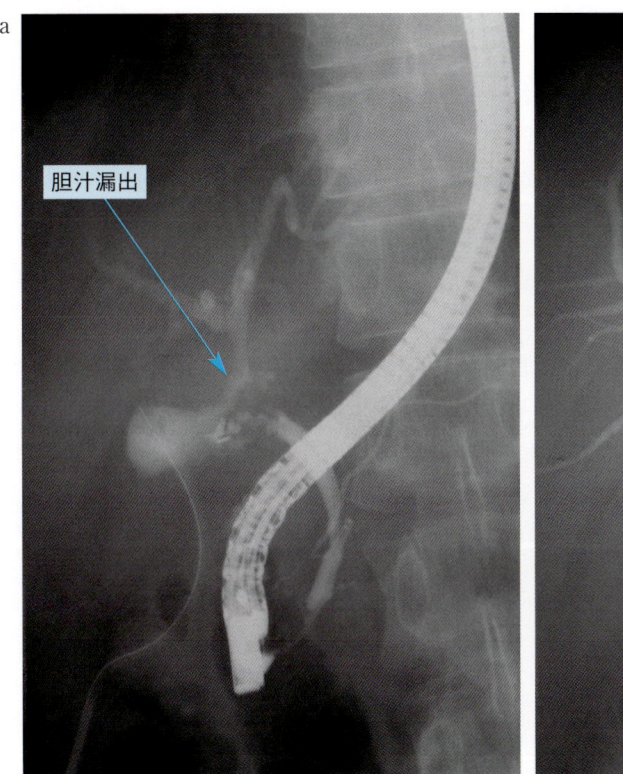

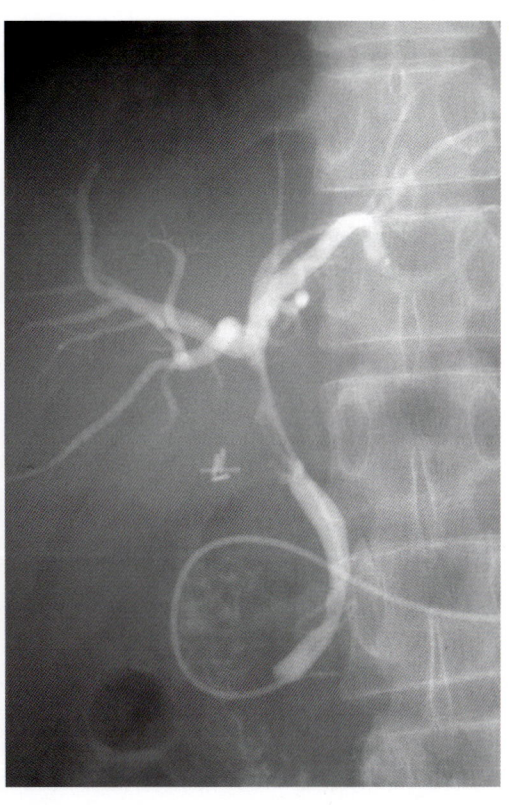

図44. 総肝管損傷による胆汁漏出
a：術後ERCP：術後胆汁漏出あり，ERCP施行。損傷部位よりの造影剤の流出を確認し，ENBDを留置した
b：ENBD 5日後の造影であるが，漏出はなくなっている。10日後チューブを抜去，治癒した

く。寄らない場合は，胆管空腸吻合術を施行する。このときも肝側断端をきれいに露出することが大事である。場合によっては，肝門部肝を部分切除し，新鮮胆管を露出し，そこで吻合したほうがよいことがある。副肝管（後区域枝が多い）の損傷，とくに離断したときは自然治癒も報告されているが，基本的には開腹し，修復するか結紮する。

なお，このような胆管損傷に対する外科治療は失敗が許されない。胆道開腹手術の経験豊富な外科医に手術を依頼するほうがよいであろう。

3．胆管切開縫合後の胆汁漏出

胆管切開縫合後のもっとも多い合併症は胆汁漏出である。「1．胆汁漏出」の項（p.82）で述べたように経過観察する。必要なときはENBDを留置する。しかし，常に縫合部の胆管狭窄の有無には注意を払う必要がある。

4．胆管狭窄

無症状で画像上胆管狭窄が疑われた場合，肝機能障害がなければ基本的にはウルソデオキシコール酸を内服させ経過をみる。その狭窄所見は改善することが多い。しかし，肝機能障害が進行するときは直ちにERCPを行い，可能ならENBDを挿入する。不可能なら肝内胆管の拡張を待ちPTBDを行う。その後，バルーン拡張や外科治療の必要性を検討する。

5．肺合併症

無気肺，胸水，とくに右胸水貯留が時に合併するが，その場合は抗菌剤で経過をみる。熱の原因として，見落としがちな合併症である。頻度は少ないが重要なものとしては肺塞栓がある。肺塞栓は術直後や離床時に起こりやすい。術後数日間のうちに胸部苦痛，呼吸困難などがあるときは，至急，酸素飽和度，心電図と胸部単純X線写真を撮る。肺塞栓が疑われたときは肺シンチグラム，肺CTを撮り，診断が確定すれば，直ちに血栓溶解療法を開始する。

6．腹腔内感染症

術後腹腔内感染症は，胆石の腹腔内遺残や感染胆汁が腹腔内に広がったときに起こるこ

とがある．US，CTなどの画像所見と身体所見から，ドレナージすべきか否かを判断する．この際，腸管損傷の可能性も考慮しなければならない．

7．肝機能障害，高アミラーゼ血症

遺残結石を第一に考えなければならない．遺残が否定できれば，蛋白分解酵素阻害剤と抗菌剤などで保存的に経過をみる．時に術後胆道造影後に一過性に起こることもある．

8．遺残結石

術後，遺残結石が疑われたときは，速やかにDIC-3D-CT，MRCPやERCPで診断してしまう．EST，EPBD，PTCSなどの内視鏡治療を第一に考え，内視鏡治療医に相談し，切石を検討してもらう．Tチューブ留置例やPTBD留置例ではチューブ瘻孔形成後，胆道鏡下に切石することができる．

9．退院後のフォローアップ

LCBDEではフォローアップが必要である．3カ月ごと，1年間みて，その後は半年あるいは1年ごととし，血液生化学検査，腹部超音波検査をする．異常があれば胆道画像診断し，遺残・再発の有無，胆管狭窄の有無をみる．遺残再発のときは内視鏡治療が第一選択となる．しかし，それが難しいときは開腹胆管切石術が選択される．LC術後例は腹腔鏡下胆管切開を行えることがある．

文　献

1) 徳村弘実，鹿郷昌之，原田信彦，他：急性胆嚢炎に対する腹腔鏡下胆嚢摘出術；早期手術，待機手術とPTGBDの比較．消化器内視鏡　14：1064〜1069，2002．
2) 徳村弘実：臓器別基準；胆嚢．日鏡外会誌　10：346〜350，2005．
3) Reddick EJ, Olsen DO：Laparoscopic laser cholecystectomy. Surg Endosc　3：131〜133, 1989.
4) Tokumura H, Umezawa A, Cao H, et al：Laparoscopic management of the common bile duct stones：Transcystic duct approach and cholecystectomy. J Hepatobiliary Pancreat Surg　9：206〜212, 2002.
5) Berthou JC, Drouard F, Charbonneau P, et al：Laparoscopic management of common bile duct stones：Technique and results about 200 cases. The European Journal of Celio-Surgery　1：22〜30, 1997.
6) 徳村弘実，鹿郷昌之，原田伸彦，他：総胆管結石症に対する腹腔鏡下胆管切開術．消化器外科　26：131〜141，2003．
7) 徳村弘実，梅澤昭子，安田篤，他：腹腔鏡下胆管切開切石術の一期的縫合．日鏡外会誌　3：380〜384，1998．

| JCLS 〈(株)日本著作出版権管理システム委託出版物〉

> 本書の複製権・翻訳権・上映権・譲渡権・公衆送信権
> （送信可能化権を含む）は株式会社へるす出版が保有します。
> 本書の無断複写は著作権法上での例外を除き禁じられています。複写される場合は，その都度事前に(株)日本著作出版権管理システム（電話03-3817-5670，FAX 03-3815-8199）の許諾を得てください。

消化器内視鏡下手術シリーズ～標準的手技を学ぶ②
腹腔鏡下胆嚢摘出術・総胆管結石手術

定価（本体価格4,000円＋税）

2008年1月25日　第1版第1刷発行

監　修　木村　泰三
著　者　徳村　弘実
発行者　岩井　壽夫
発行所　株式会社　へるす出版
　　　　〒164-0001　東京都中野区中野 2-2-3
　　　　電話　(03) 3384-8035（販売）　　(03) 3384-8155（編集）
　　　　振替　00180-7-175971
印刷所　三報社印刷株式会社

©2008 Printed in Japan　　　　　　　　　　〈検印省略〉
落丁本，乱丁本はお取り替えいたします。
ISBN978-4-89269-611-4